歯科治療の正解がわかる

かみ合わせで歯の悩みはなくなります

総合歯科医
青木 聡
Satoshi Aoki

UNKNOWN BOOKS

いま、歯の悩みを持つすべての方へ

青木 聡

「歯が痛い」「あごがつらい」――お口のトラブルがあったとき、「なるべくなら歯医者に行かずに済ませたい」と考える人は少なくありません。何度も通院すればその分、時間とお金がかかります。治療に痛みを伴うこともあるでしょう。そこで、「もう限界」という段階になるまで我慢してから歯科医院を訪れ、「むし歯を治してほしい」「矯正したい」などと歯科医師に伝える……という事態になるのでしょう。

本来であれば、歯科医師が適切に診査・診断し、治療方針を決める必要があるにもかかわらず、今の日本の歯科では患者様自身が「歯が痛いから、むし歯に違いない。だから、むし歯を治してもらおう」と診断と治療方針を決めているのです。

じつは、これはお金と時間を無駄にしているだけではありません。あなたの大切な「歯」までも失う危険な行為です。一度失ったら二度と生えてこない永久歯と一生付き合っていくためにも本書を読んで、自分のお口の健康を守る知識を身につけましょう。

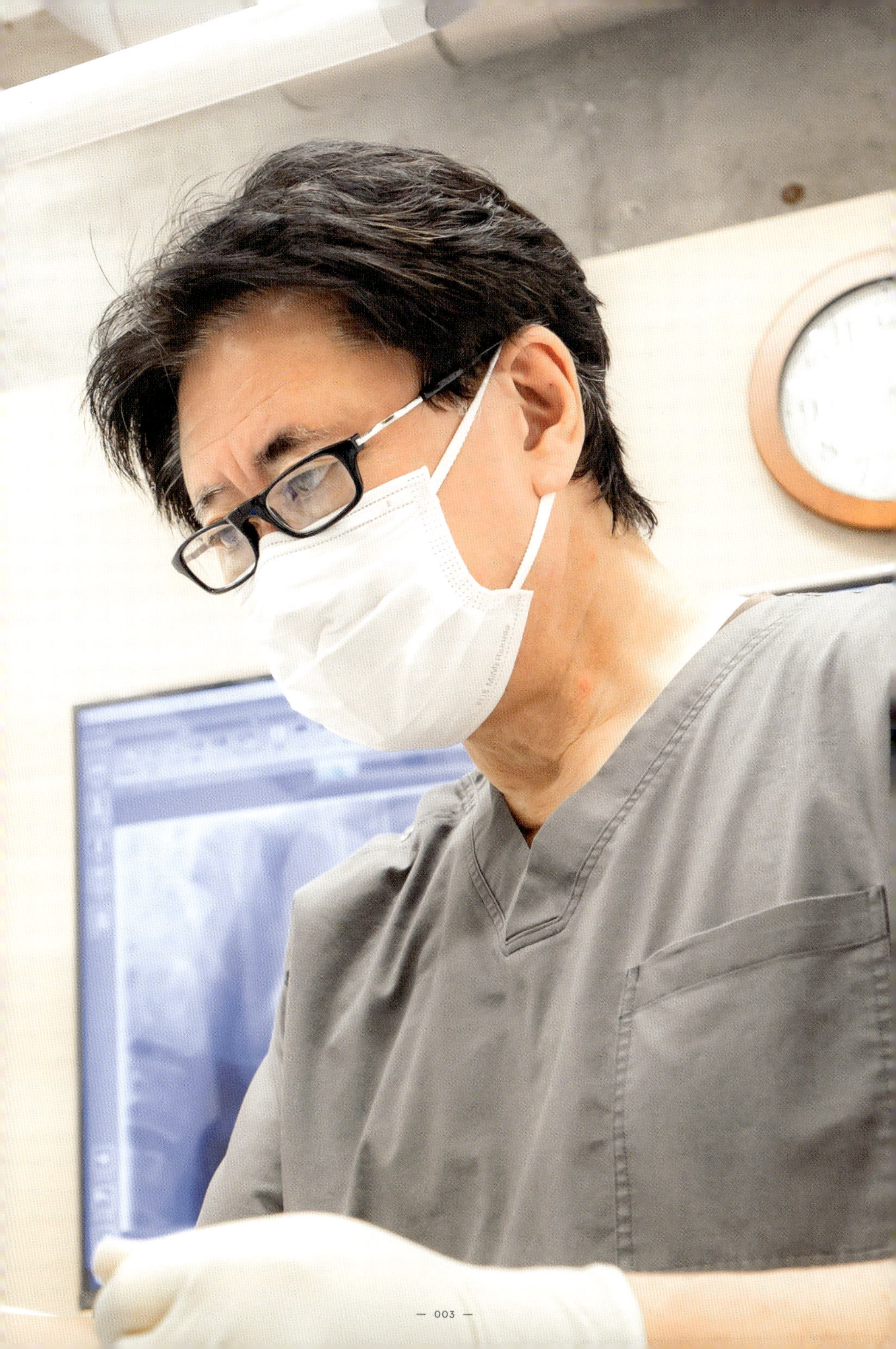

あごがつらい、
歯ぎしりがひどい、
何度も同じ歯で苦しむ…
そこには〝ある問題〟が
関係しています。

歯が痛くなって歯科医院を訪れると、むし歯の細菌によって欠けた歯を補ったり、歯の根の治療や歯磨きの指導を受けたりと、細菌による問題に対する治療をされることが多いのではないでしょうか。これは、むし歯や歯周病といった細菌による病気で歯を失うのを防ぐためでもあります。

ところが、「あごが痛む」「口を開けるのがつらい」「歯ぎしりがひどい」「何度治しても、いつも同じ場所の歯が悪くなる」「同じ場所の詰め物や被せ物が壊れる」といったことで、やがて歯を失うケースがあるのも事実。歯を失う直接の原因は、むし歯や歯周病だけではないのです。

そんなお口のトラブルを招く犯人、それは「かみ合わせ」です。

たとえば、かみ合わせが悪いと、口の中の一部に偏った力がかかり続けます。すると、歯にひびが入り、そこから汚れが入ってむし歯になることも。進行すれば、歯の神経を取ることになったり、歯を支える骨が病気になったりします。さらに強い力がかかれば歯が割れる危険性もあります。

つまり、お口のトラブルの多くは細菌だけでなく、かみ合わせの問題であることも多いのです。

歯を治すのではなく
〝かみ合わせ〟を治せば
快適で、健康な
口が手に入ります。

歯の健康を損ねる2大リスクがあります。

ひとつは、むし歯や歯周病といった細菌が引き起こす問題。もうひとつは、前ページでもお伝えしたような、かみ合わせの悪さによって歯に過剰な力がかかることで引き起こす問題です。この2つのリスクが合わさると、さらに歯へのダメージは拡大しやすくなります。

特に、かみ合わせの問題が顕著になるのが、睡眠中の「歯ぎしり」です。歯ぎしりには「良い歯ぎしり」と「悪い歯ぎしり」がありますが、睡眠中、私たちは無意識になっているので、歯を食いしばる力のコントロールができません。その結果、悪い歯ぎしりが起こると「歯がすり減る」「歯にひびが入る」「朝起きたらあごが疲れている」「途中で目が覚めて熟睡できない」「口が開けにくくなる」「歯が折れる」といった症状につながります。

かみ合わせを治せば、悪い歯ぎしりは改善され、良い歯ぎしりができるようになります。良い歯ぎしりの本来の目的は「ストレス発散」です。ストレスマネジメントに役立ち、歯を健康から守るためにも、かみ合わせの治療に注目が集まっているのです。

「見た目」だけの治療には
必ず落とし穴があります。
〝かみ合わせ〟を意識した
総合歯科を
選んでください。

歯を健康から守るには、歯科医院選びも重要です。「会社や自宅の近くにあるから」「ネットの評判がよかったから」といった理由で、歯科医院を選んでいる人は少なくありません。その結果、一貫した治療方針もないまま、あちこちの歯科医院で局所的な治療を受けることを繰り返してしまうのです。

では、具体的にどのような歯科医院選びをしたらいいのでしょうか。

たとえば、かみ合わせの治療を考えたとき、まず考えられるのは矯正治療です。現在、歯科医院が掲げることができる「歯科」「矯正歯科」「小児歯科」「歯科口腔外科」という診療科目のうち、「矯正治療は矯正歯科ですべきでは」と思うかもしれません。

ところが、歯科医師の免許を持っていれば、誰でも矯正治療を行えます。だからこそ、見た目や歯列を整えるといった局所的、対処療法的な治療だけでなく、お口の中という咀嚼器官を全身の中のひとつとしてとらえ、自然なかみ合わせを再構築する包括的な治療を行う「総合歯科」の視点が必要なのです。

むし歯や歯周病を治すのは当然ですが、よりよいかみ合わせをつくり、快適な生活を目指す総合歯科を選ぶのが歯科医院選びの新基準です。

CONTENTS

PROLOGUE

なぜ、いつも同じ歯が痛むのか？

CHAPTER 1 良いかみ合わせをつくりましょう

CHAPTER ② あなたの知らない歯ぎしりの新常識

CHAPTER ③ 問題を根本解決するかみ合わせ治療

CHAPTER 4 快適なかみ合わせをつくる矯正症例

CHAPTER ⑤ かみ合わせ矯正Q&A

一人ひとりに合わせた包括的な治療が肝心！

顎機能を考えた、医学的に根拠のあるかみ合わせの治療ができる
「総合歯科治療」でお口の健康を守りましょう。

BEFORE

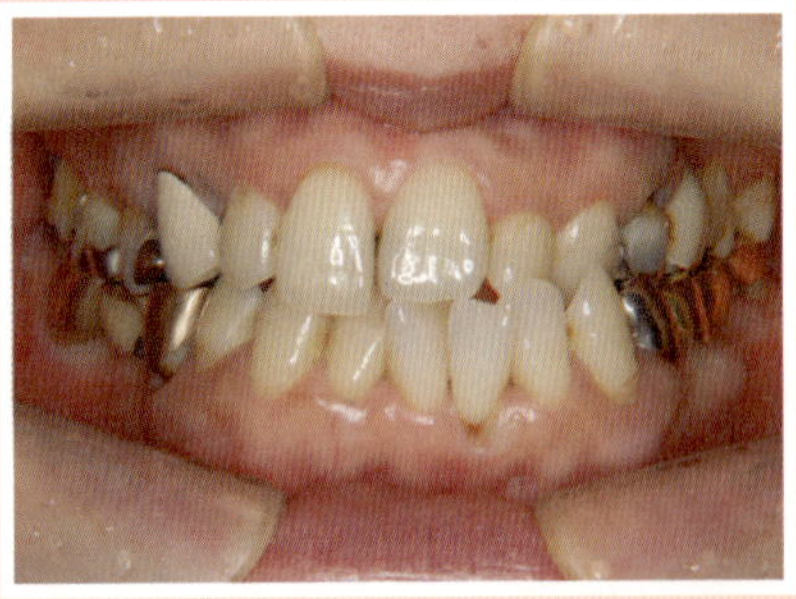

正中が大きく片側にずれ、かみ合わせも悪いケース

「上下の正中がずれている」「左側が反対に噛んでいる」「欠損している歯がある」など複数の問題を抱えているケース。上下の歯槽骨の外骨症から、強いくいしばりの習慣があることも判明。

AFTER

いくつかの問題点を正確な診断と治療で改善

被せる治療（補綴）だけで正常なかみ合わせに整えることはできない場合でも、総合歯科治療で診査・診断後、矯正治療を行ったことで18ヵ月後にはかみ合わせが改善し、正中も合いました。

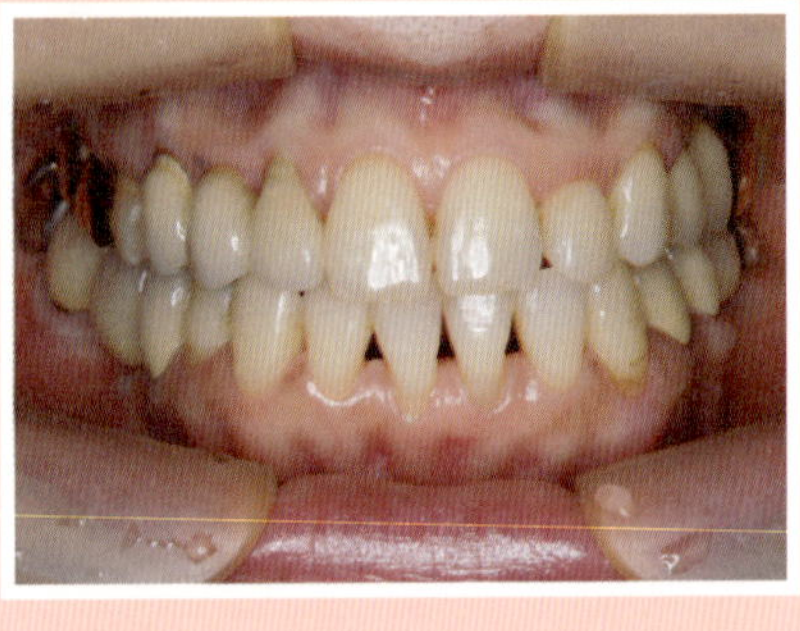

“かみ合わせ”治療で お口はここまで変わる!

子どもから大人まで、年齢に関係なくはじめられる
かみ合わせの治療。矯正治療で、見た目も機能も改善できます。

乳歯の段階で、上下の歯が反対咬合の子どものケース

3歳で初診。乳歯の時点で反対咬合が判明し、成長の様子を見つつ歯磨きの練習などをして通院に慣れてもらい、5歳から本格的に治療をスタート。

BEFORE

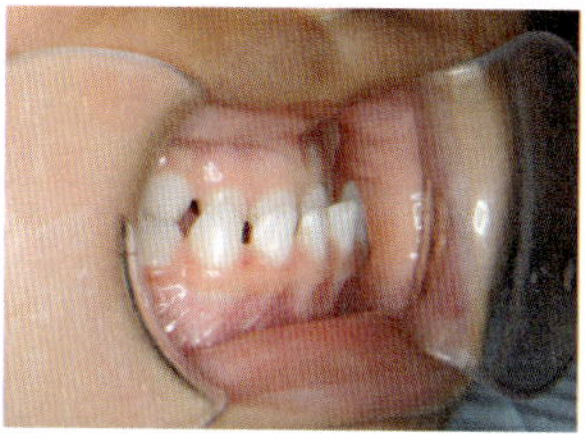

AFTER

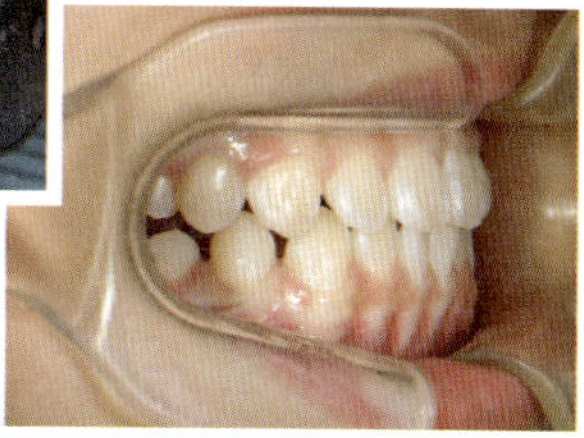

BEFORE

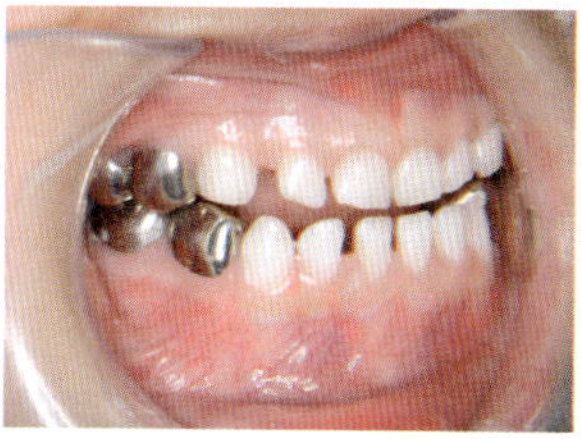

永久歯に生え変わる時期に合わせ、反対咬合を改善

乳歯にオーバーレイという装置を着けて歯の高さを出しながら反対咬合を改善していく、負担の少ない治療法を選択。乳歯が抜けるときに装置も離脱。

AFTER

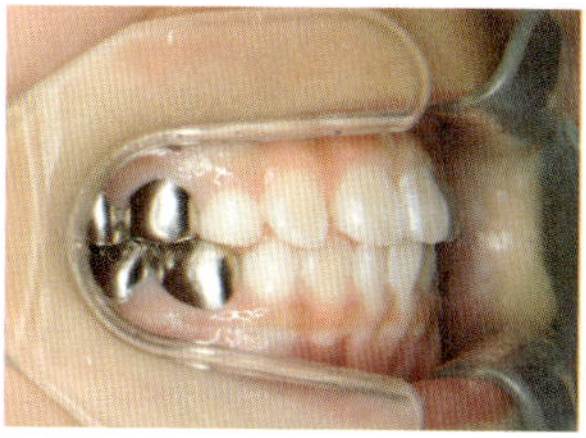

乳歯が抜けた後は自然に正しいかみ合わせに

その後、オーバーレイを装着した乳歯が抜けた後も正しい咬合関係になりました。シンプルな問題の場合には、これだけで治療が終わります。

かみ合わせ治療にたどり着くまで

青木聡の歯科医師ヒストリー

SATOSHI AOKI —— DENTIST HISTORY

SATOSHI AOKI —— DENTIST HISTORY

幼少期

歯科医院を営む家庭で生まれ育つ

1960年、東京都港区芝で生まれ育つ。父親が歯科医師だったことから、消毒の手伝いや石膏で型を取ったりして遊ぶなど、幼少より歯科の世界に慣れ親しんでいた。

20代

東京歯科大学卒業後、大学院に進学

東京歯科大学卒業後、大学院に進学。石川達也教授の指導のもとで1990年、歯科博士の学位受領。保存科の助手、講師として勤務。かみ合わせの治療に取り組む傍ら咬合、顎機能診断、矯正治療の研鑽を積む。

30代

咬合、顎機能、矯正の道をさらに追求

1999年、東京歯科大学を退職して神奈川歯科大学矯正科・佐藤貞雄教授に師事。オーストリア・ウィーンにおける卒業研修コースにインストラクターとして参加、ルドルフ・スラビチェック教授の指導を受ける。

40代

本格的に「総合歯科治療」の実践スタート

東京歯科大学水道橋病院総合歯科・講師として再度母校に戻り、これまでに修得した「総合歯科治療」を実践。2005年に同大学を退職。26年間に及ぶ大学生活を終え、御茶ノ水駅前に青木総合歯科を開院。

50代

国内外で歯科医療の新しい形を実現

2017年、現在の青木歯科として新宿区西新宿に移転。患者動線を意識した設計や教育機関としての機能を持たせるなど、歯科医療の新しい形を実現。国内外の講習にも力を入れ、後進の育成にも尽力している。

PROLOGUE

SATOSHI AOKI
TOOTH CARE METHOD

なぜ、いつも同じ歯が痛むのか？

“同じ歯が痛むのは…
一貫した治療方針もなく
その場しのぎの治療
をしているからです。”

治療方針は患者が決める!?

「治療をしても、しばらくすると同じ歯の調子が悪くなる」もしも、そんな症状に心当たりがある場合、「歯科医院選び」に問題がある可能性があります。

たとえば、別々の歯科でむし歯を治療したため、きちんとした詰め物がしてある歯と、古い詰め物の上に新しい被せ物をつけただけのおざなりな治療をして歯が混在しているケースがあります。それぞれ別の歯科医院で何本か入れているインプラントの仕上がり具合に差ができているケースもあります。それらの患者様の多くは私の歯科医院を訪れ、冒頭のように一定の場所にある歯に関する不快や苦痛を訴えます。

じつはこの理由は、一貫した治療方針もないまま、あちこちの歯科医院で「その場しのぎの治療」だけを受けているからです。歯の詰め物が取れたら「詰め物を入れ直してほしい」と近所の歯科医院に行き、会社の定期健診で歯周病のリスクを指摘されたら「歯石を取ってほしい」と口コミで評判のクリニックに足を運ぶ。つまり、患者様自身が歯科医院や歯科治療を決めているのです。

このようにその場しのぎの治療を繰り返していては、根本的な原因の解決にはなりません。いつも同じ歯の調子が悪くなるのは当たり前なのです。

＼ 心当たりはありませんか？ ／

いまのあなたの歯をチェック！

- ☑ いつも同じ歯に問題が起こる
- ☑ 歯医者を変えても
虫歯や歯周病が治らない
- ☑ 入れ歯が合っていない
- ☑ 突然、抜歯されたことがある
- ☑ 歯科治療の際にレントゲンや
CTを撮っていない
- ☑ いきなりむし歯を削られた

もし一個でもチェックが入ったら……

ここでご紹介することに心当たりがあるなら「歯科医院選び」に問題がある可能性があります。本書を参考に、お口の悩みを根本的に解決しましょう。

いつも同じ歯やその付近が痛くなったり腫れたりする場合、「かみ合わせが悪い」「部分的に歯周病が進んでいる」など、いくつかの原因が考えられます。

むし歯や歯周病など、患者側から「ここを治してほしい」と局所的な治療のリクエストをした場合、指定した患部以外に隠れた原因があっても見落とすリスクがあります。

合わない入れ歯をしていると顎関節にまで負担がかかり、痛みを感じることも。口腔内の状態は変化するので、つくってからメンテナンスまで一貫した診療が求められます。

歯は心臓や内臓などと同じ、大切な臓器のひとつ。「抜かなくても済んだ歯を失った」という事態を防ぐためにも、1本でも多くの歯を残す治療方針が理想的です。

適切な診査・診断にはレントゲンやCTスキャンの使用は必要不可欠です。レントゲン画像では見えない部分をCTスキャン画像で確認し、治療の精度を高めます。

歯科医院ごとに治療方針は異なります。大切なのは、治療の前に適切で一貫性のある診査・診断を行うこと。短期的、局所的な処置に惑わされないことです。

“単品メニューの治療で
口の中の問題を
根本解決するのは難しい。”

歯科治療もフルコースが基本

「むし歯ができてしまったから、歯を削って詰め物を入れる」「歯周ポケットが深くならないよう、歯周病予防の治療をする」「入れ歯やブリッジの代わりにインプラントにする」「歯の色素沈着が気になるので、ホワイトニングをする」こうした治療は、いずれも間違いではないものの、長い目で見たときに患者様ファーストの治療になっているかどうかは疑問です。というのも、むし歯、歯周病、インプラント、審美など、どれかに専門性の高い知識や技術を持っていても、そのほかの分野に詳しくなければ総合力が低くなるからです。

レストランでたとえるなら、むし歯ができてすぐに削るのは「単品メニュー」。むし歯ができた原因を考え、詳しく診査し、さまざまなデータに基づいてその患者様にもっとも適した診断をし、一貫した治療方針を立てて治療にあたるのは「フルコース」すなわち総合的な治療といえるでしょう。

単品メニューの治療だけで患者様の口の中の問題を根本的に解決することは非常に難しい、というのが歯科医師を30年以上続けてきた私の率直な意見です。真の患者様ファーストの歯科医師なら、断然、フルコースで治療を提供するはずです。

じつは、狭い口の中にたくさんの診療科が存在している

なぜ、多くの患者様が局所的な治療となる単品メニューを選んでしまうのか。そこには、口の中という狭いスペースに多くの診療科が存在し、歯科医師の仕事が多岐にわたっている、という背景があります。

左ページに示すある大学の診療科のように、むし歯や歯周病を治す「保存科」、詰め物や被せ物をするなど人工物で補ったりする「補綴科」。インプラント治療を行う「口腔インプラント科」など、たくさんの診療科に分かれています。

歯科医師の仕事も問題のある歯の治療だけではありません。喫煙習慣のある患者様には、インプラントを入れる前に喫煙指導もしますし、睡眠時無呼吸症候群の患者様のためにマウスピースをつくることもあります。

このように数多くの診療科や歯科医師の仕事があることが、「じゃあ、これをやってもらおう」と局所的な治療を選んでしまう理由ではないでしょうか。

歯科における診療科

- 歯科口腔科
- 補綴科
  - 総義歯
  - 局部義歯
  - クラウン・ブリッジ
- 保存科
  - 歯科療法
  - 歯周療法
  - 保存修復
- 小児歯科
- 矯正歯科
- 歯科麻酔科
- 歯科放射線科
- 口腔インプラント
- 摂食嚥下科
- ペインクリニック科
- スポーツ歯科
- 専門外来

歯科医選びは極めて重要！いまこそ〝総合歯科医〟を選びなさい

「単品メニュー」ではなく「フルコース」の総合歯科治療を提供する歯科医院選びの大切さについてこれまでお伝えしてきましたが、では実際、どんな歯科医院を選べばフルコースの治療を受けることができるのでしょうか。

私がおすすめするのは「総合歯科」治療ができる先生を選択することです。総合歯科では、15歳以下の小児も含め、左ページの複雑な診療科のすべてを診査・診療します。「むし歯だけ」「歯周病だけ」「審美だけ」といった局所的、対処的な治療ではなく、包括的な治療を受けられるのが総合歯科を受信する最大のメリットです。

さらに、口の中をひとつの咀嚼《そしゃく》器官ととらえ、「咬合医学」に基づき、本来の咀嚼機能を取り戻すことを目指すのも総合歯科の担う重要な役割のひとつ。

咬合を含めたさまざまな分野の専門知識を身につけた本当の総合歯科医師に出会うことが、口の悩みから解放される鍵になることは間違いないでしょう。

歯科における診療科

下のような口の中に関する複雑な診療科のすべてを診るのが総合歯科。
複数の診療科を行き来することなく治療できる強みがあります。

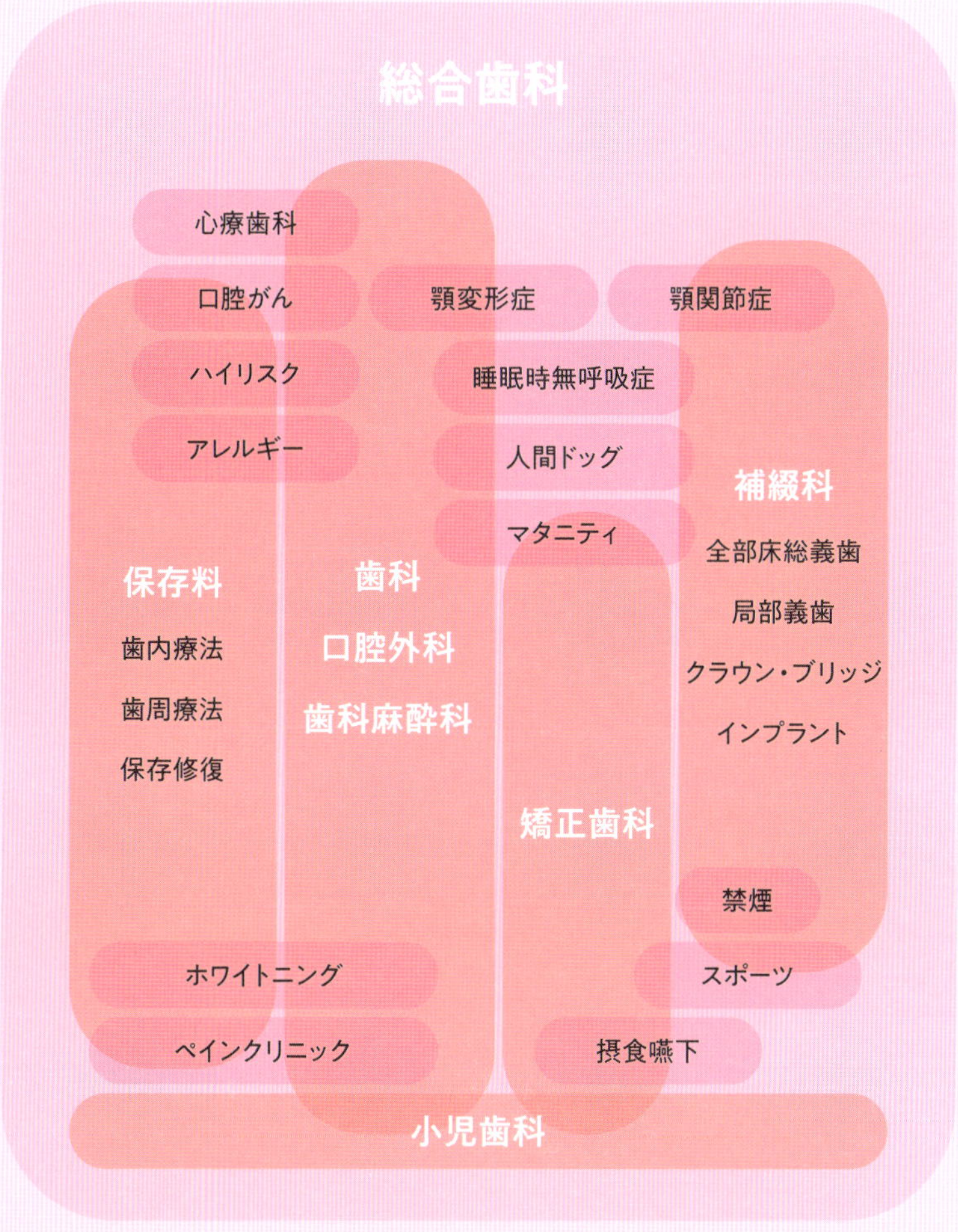

歯科治療のゴールは
良いかみ合わせを
つくることです。

“力学的な問題《メカニカルストレス》”を解決する

歯科治療の最終的なゴールは「良いかみ合わせをつくること」。私はそう考えています。むし歯や歯周病を治すことでもなければ、インプラントや白い歯を入れることでもなく、かみ合わせの良さを重要視する理由はただひとつ。かみ合わせを治すことは、むし歯や歯周病の改善につながるケースが少なくないからです。

ほかにも、「なぜかいつも同じ歯に問題が起こる」のは、力学的な問題（メカニカルストレス）が原因になっていることも多いもの。特定の一部分だけに機械的な力がかかりすぎるから、そこがダメージを受けるのです。

では、なぜ力学的な問題が起こるのでしょうか。それは、やはり「かみ合わせが悪いから」です。かみ合わせを治すことは、歯を力学的に守る効果も期待できるのです。

良いかみ合わせをつくることに主眼を置いて歯科治療を行っているのは総合歯科です。ほかの診療科にもかみ合わせを考えて治療にあたっている歯科医はいますが、かみ合わせを第一に考えて包括的に治療を行っているのは総合歯科といえるでしょう。

COLUMN

01

人生100年時代の医療のキーワード「サルコペニア」「フレイル」とは？

人生100年時代が到来し、医療のあり方も変化しています。たとえば、近年は「サルコペニア（Sarcopenia）」と「フレイル（Frailty）」という概念が治療に導入されています。サルコペニアは身体機能のみの低下であることに対し、フレイルは身体的なことだけではなく、精神的、心理的、社会的な衰弱や虚弱を含みます。

もう少し詳しく説明すると、サルコペニアとは、加齢とともに全身の筋力や筋量が減少すること。サルコペニアになると身体機能が低下し、QOLが下がったり死のリスクが高まったりするといわれています。

一方、フレイルは「虚弱」を意味する言葉で、「健康」な状態と、日常生活でサポートが必要な「要介護」の中間的な段階を指します。

具体的には、加齢とともに運動機能や認知機能が低下し、家事などの日常的な生活には支障が出ているものの、生活自体は自立できている状態です。医療などが適切に介入すれば、健康な心身に近づいていくことができます。

フレイルの中でも、より健康に近い状態を「プレ・フレイル」といいます。ここ数年はコロナ禍の影響もあり、生活習慣や環境の変化から活動量が低下し、高齢者だけでなく若い世代にもプレ・フレイルの傾向が見られるともいわれています。

CHAPTER 1

SATOSHI AOKI
TOOTH CARE METHOD

良いかみ合わせを
つくりましょう

“むし歯や
歯周病リスクも
じつは**かみ合わせ**が
関係しています。”

歯磨きだけの問題ではない

「むし歯や歯周病を予防するためには、歯を丁寧に磨けばいい」。そう思い込んでいる人はとても多いもの。ところが、実際にむし歯や歯周病を予防するためのアプローチは歯磨きだけではないのです。

たしかに、むし歯や歯周病の対策として歯磨きは有効です。私たちは学校教育で歯磨きの大切さについて教わってきましたし、歯科医師から歯磨きの指導を受けた経験もあるかもしれません。むし歯の原因となる虫歯菌や、歯周病の原因となる歯周病菌といった細菌も、歯磨きによってコントロールすることは可能です。

ですが、むし歯や歯周病を予防するには、歯磨きだけではなく「かみ合わせ」という視点から考えることも忘れてはいけません。

もしも1本の歯だけが悪いのであればその歯を治せばいいし、歯周病だったら歯石を取ればそのときは改善するかもしれません。ですが、お口の中に次々と問題が起こったり、治療で歯を抜かれてしまうようなことが続けば、それはかみ合わせを見直すことで多くの問題が解決することがあります。むし歯や歯周病のリスクにはかみ合わせが関わっているケースも少なくないのです。

＼ 心当たりはありませんか？ ／

あなたのかみ合わせをチェック！

- ☑ 口を開けにくい
- ☑ あごがスムーズに動かない
- ☑ 左右どちらかで噛む
クセがある
- ☑ 楽に噛めない
- ☑ 詰め物が壊れる、外れる
- ☑ 歯や入れ歯に
ヒビが入る、割れる

もし1個でもチェックが入ったら……

次の項目に心当たりがあるなら「かみ合わせ」に問題がある可能性があります。
総合歯科で正しい診査・診断をしてもらうことをおすすめします。

食事や会話をする際、口を開けにくかったり口を開けようとすると痛みがあったりするなら、その原因は「かみ合わせの悪さ」が原因かもしれません。

あごを動かそうとすると「カクッ」「コキッ」などと異音がしてスムーズに動かないことはありませんか？　あご周辺に違和感や疲労感があるときも要注意です。

かみ合わせが悪く、左右のどちらか一方の噛みやすい方でかむクセがあると、しっかり食べ物を噛めておらず、消化吸収に影響を及ぼすリスクも考えられます。

むし歯や歯周病といった明らかな原因がない場合でも「楽に噛めない」「しっかり噛めない」という症状は、かみ合わせを改善することで緩和することもあります。

かみ合わせの不具合によって特定の歯に過度な力がかかると、詰め物や被せ物が壊れたり外れたりしやすくなることもあります。

歯や入れ歯にヒビが入ったり割れたりするのも詰め物や被せ物のトラブル同様、かみ合わせが悪く、口の中のどこか1点に力が集中した結果である可能性があります。

悪いかみ合わせは
頭痛や肩こり
などを招く原因にも
なります。

そもそも“かみ合わせ”とは?

「かみ合わせ」とは、上下の歯の接触状態のことを指しています。

私たちの上下のあごは、顎関節を中心に、下あごが動いて上あごに向かって閉じていき、上下の歯が接触します。この接触関係のことを「かみ合わせ」や「咬合《こうごう》」といいます。

かみ合わせに問題があると、次のようなトラブルが考えられます。

- 食べ物をしっかり噛めない
- 相手が聞きとりにくい発音になる
- 表情がぎこちない

「口が少ししか開かない」「口を開けようとすると顎関節周辺や肩、首あたりが痛む」「口を開閉すると、耳のあたりで異音がする」といった症状が見られる顎関節症も、かみ合わせの不具合によって起こりやすくなります。

ほかにも、頭痛や肩こり、耳鳴りやめまいといった症状も、かみ合わせに関わっているといわれています。

もしも、こうした症状に心当たりがある場合は、「かみ合わせを改善する」というアプローチを検討してみるのもおすすめです。

「歯並びが悪い」は
「かみ合わせが悪い」
とは限りません。

かみ合わせの良し悪しとは？

「歯並び」と「かみ合わせ」の違いを知っていますか？というのも、よく「歯並びが悪い＝かみ合わせが悪い」と誤解している人がいます。

ですが、歯並びとかみ合わせは別物。歯並びは「見た目」を指す言葉であるのに対し、かみ合わせに見た目は関係ありません。かみ合わせの良し悪しを決めるのは、「あごの関係」と「機能」という2つの要素です。

「あごの関係」とは、上下の歯の接触の仕方です。「機能」とは、咀嚼や発声が正しくできているかということです。

つまり、あごの関係が正しく機能にも問題がなければ、たとえ見た目の歯並びが悪くてもかみ合わせの治療の対象とはしません。あごの関係と機能の両方、あるいはいずれか一方に問題があれば、治療の対象となります。

「私は、歯並びは悪くないから治療する必要はないだろう」と思っていても、美しい歯並びだけでは長期的な歯の健康を考えたときに十分ではありません。

見た目だけでは判断できない「かみ合わせ」を正しく診査・診断することも歯並び以上に重要なことなのです。

問題は、歯並びよりもあごの関係や機能に問題があるか？

「歯並びを治したい」と思う人はいても、「かみ合わせを治さなければ」と考える人はまだ少ないのが現実です。

それは、パッと見たときに自分でも良し悪しがわかる「歯並び」と、知識と経験のある総合歯科医によって正しい診査・診断をしないとわからない「かみ合わせ」というそれぞれの特性が関係しているからかもしれません。あるいは、「歯はたくさんあるから、少しくらい正しく噛めていない歯があっても問題ないだろう」と軽んじてられている部分があるのかもしれません。

ただ、特定の歯やその周辺ばかり酷使しすぎると、やがてその歯は確実に疲弊していきます。

私たち総合歯科医は歯並びがどうであれ、あごの関係や機能に問題があるかどうかを優先して治療を進めるかどうかを決めています。

咬合関係と機能

あごの関係が正しく（Eugnathia）、機能にも問題がない（Eufunction）かどうかで、かみ合わせの治療のターゲットになるかを判断します。

あごの関係に問題がある（Dysgnathia）状態でもEufunctionであれば必ずしも治療の必要はない場合もあります。

いずれにしても機能障害（Dysfunction）のケースには治療が必要になります。

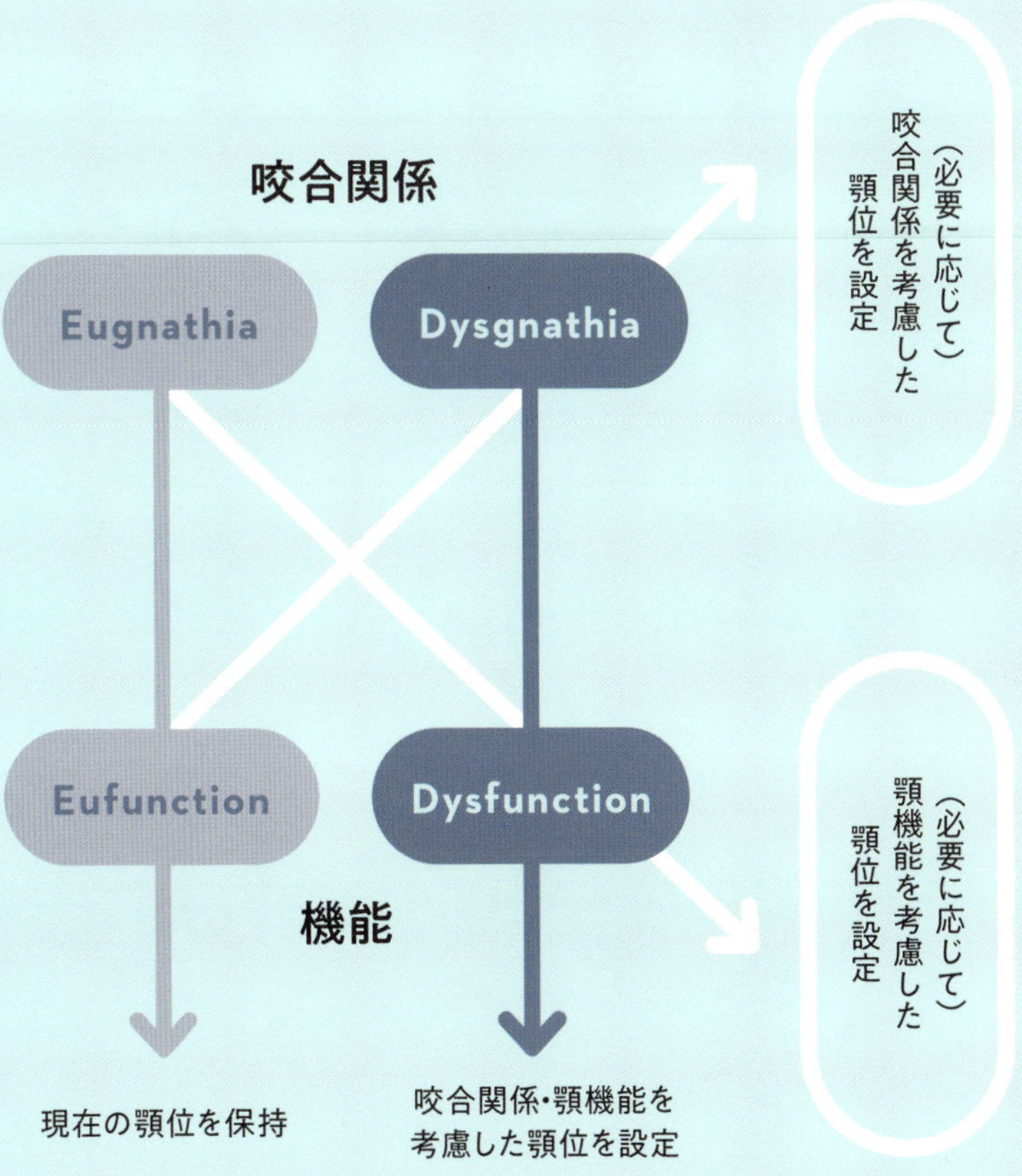

“悪いかみ合わせは
噛む力によって
歯を壊してしまいます。”

メカニカルストレスとは?

かみ合わせが悪いまま放置していると、どうなるのでしょうか。

答えは、「歯を壊してしまう」です。

良いかみ合わせであれば、上下の歯で噛んだときに力がバランスよく分散されます。ところが、悪いかみ合わせだと上下の歯の接触するポイントが少なくなるため、接触している歯だけに噛む力が集中することになります。

これは、細胞や組織が体内で受ける機械的刺激を意味する「メカニカルストレス」の一種です。歯の一部分だけに噛む力が集中するメカニカルストレスは、歯や周辺の組織を破壊する原因になります。

メカニカルストレスによる具体的な症状には次のようなものがあります。

- 顎関節が弱い人は、あごに痛みが出る
- 歯が硬くない人は、歯がすり減る
- 歯を支える骨や歯肉が弱ければ、歯がグラつく
- 顎関節・歯・歯周組織の強い人は筋肉の症状が出る

そのほか、むし歯や歯周病においても、メカニカルストレスが関係している可能性は否定できないのです。

理想的なかみ合わせをつくる2つの条件とは？

私の考える「理想的なかみ合わせ」には、2つの条件があります。

ひとつは、「犬歯誘導ができること」です。犬歯とは前歯から数えて3番目に位置する左右の歯のことです。奥歯は縦方向の力には強い反面、横方向からの力を受け続けるとダメージを受けますが、そのときに奥歯を守るのが犬歯の役割。犬歯だけが噛み合い、前歯にも奥歯にも少し隙間が空くようになることを犬歯誘導といいます。

もうひとつは、犬歯のひとつ奥にある「4番の歯が正しく噛み合っていること」です。4番の歯はリトルーシブ・コントロール（リトルーシブ・ガイダンス）という機能を持っています。4番の歯は、しっかり噛み合っていると上下の歯の山が当たり、スライディングしながら噛むことであごを前方に誘導するという役割があります。

このように、すべての歯にはそれぞれ大切な役割があり、かみ合わせを改善することでその役割をしっかり果たせるようになるのです。

理想的なかみ合わせとは

私たちのすべての歯にあるそれぞれの役割を果たすことが理想ですが、
とくに大切な2つのポイントは「犬歯誘導」と「4番の歯」です。

CONDITION
01
良いかみ合わせの
条件

犬歯誘導

咀嚼時にかかる左右の力から奥歯を守れているか?

軽く噛んだ状態で下あごを左右に動かしたとき、**奥歯が強く当たらなければ犬歯誘導ができている、**いわゆる「良いかみ合わせ」です。犬歯は、前から数えて3番目にある左右の歯。私たちが咀嚼するときは、上下左右にあごを動かしますが、左右からの力を受けるときには、犬歯だけを噛み合わせて奥歯を守ります。その働きがしっかりできていることが重要です。

CONDITION
02
良いかみ合わせの
条件

4番の歯

咀嚼時、あごをスムーズに前方に誘導できているか?

前歯から数えて4番目に位置する第一小臼歯の「4番の歯」は、従来の矯正治療では抜かれてしまいがちですが、**かみ合わせにとっては非常に重要な役割**を果たします。4番の歯がしっかり噛み合うことでスムーズにあごを前方に誘導し、6番の歯（第一大臼歯）であごが後ろに下がりすぎないようにするという連携プレーによって理想のかみ合わせは成立します。

本来の自然なかみ合わせ シークエンシャル咬合とは？

私たち人間が本来持っている自然な良いかみ合わせのことを「シークエンシャル咬合」といいます。これはウィーン大学のルドルフ・スラビチェック教授が提唱した咬合理論です。シークエンシャルとは「連続する」という意味。6番の歯（第一大臼歯）のかみ合わせから前方に向かって順次誘導、最後に犬歯誘導させる咬合をつくることを目的とした順次誘導咬合です。

シークエンシャル咬合は、「ヨーロピアン・ナソロジー」ともいいます。あご（ナソ：Ｇｎａｔｈｏ）の学問（ロジー：Ｌｏｇｙ）を意味する造語で、ナソロジーではあごの機能に注目してかみ合わせを構築することを目指します。ナソロジーは時代によりさまざまな考え方がありますが、シークエンシャル咬合の診断により、快適なあごの位置は顎関節のどこにあるのかを見つけることができるようになったことで、これが現在の主流の考え方になっています。

ヒトの永久歯列

永久歯は上下合わせて32本。左右の前歯を「1番の歯」とし、そこから順に数え、最奥の親知らずは8番。どの歯にもそれぞれ役割があります。

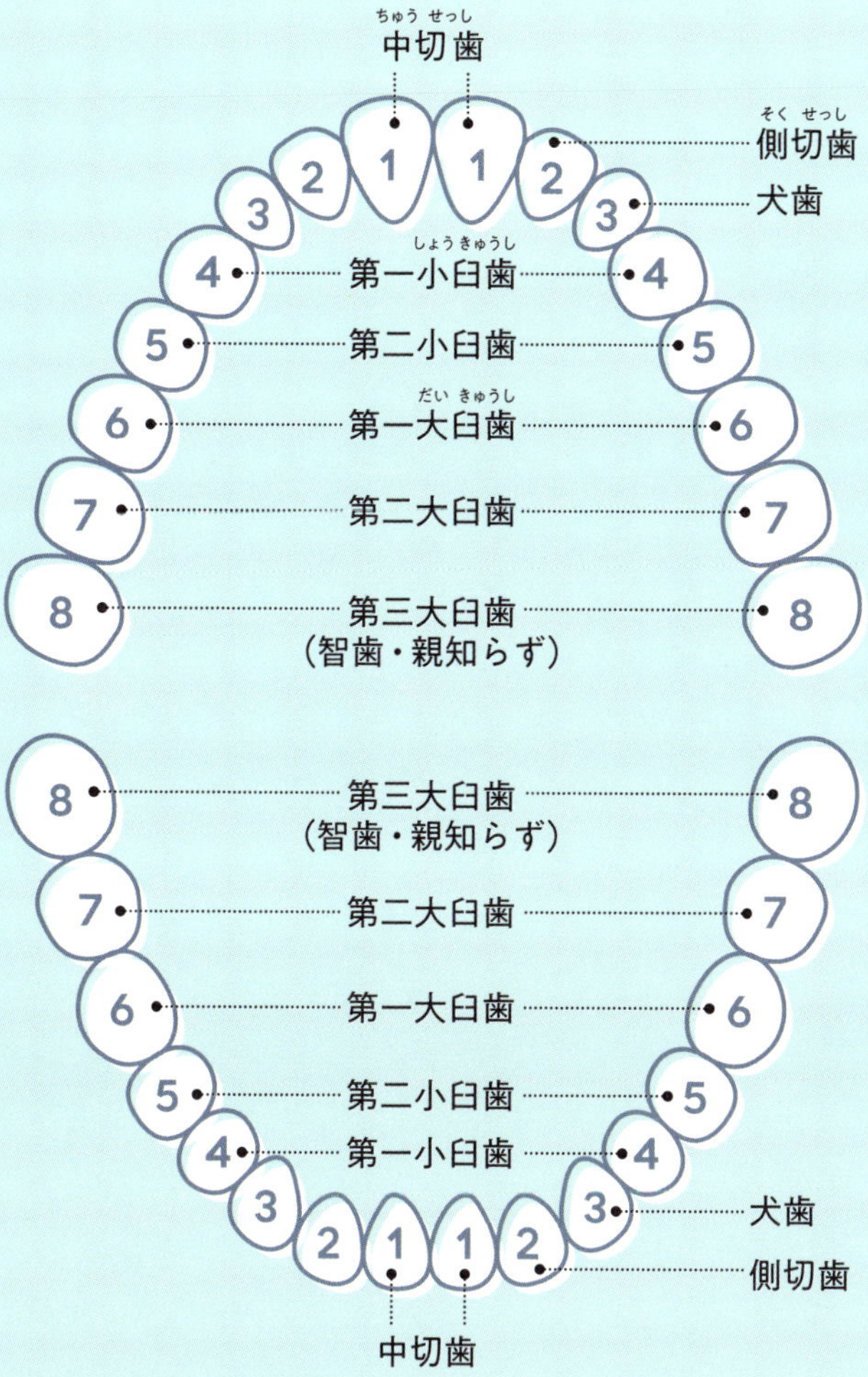

“シークエンシャル
咬合をベースとした
治療で歯の悩みは
なくなります。”

まずは土台を整えること!

問題のある歯だけに治療を行うのは、根本的な改善とはいえません。重要なのは、お口の中のすべての問題が解決すること。そのためにはまず「土台」を整えることが最優先事項です。

土台となるのは、良いかみ合わせをつくるシークエンシャル咬合をゴールとした治療です。

シークエンシャル咬合を目指す治療の最大のメリットは、噛む力による歯や歯の根元への過度な負担を軽減することです。その結果、「むし歯や歯周病を防ぐ」「顎関節症を予防する」「悪い歯ぎしりによるトラブルを回避する」というように、長く自分の歯で噛めることが実現できるようになります。

かみ合わせの治療は、あらゆる治療を駆使して行います。そのため、歯科に必要なスキルが包括的に高いレベルで求められます。だからこそ、専門医ではなく総合歯科で治療することが大切です。

ちなみに、アメリカでは、総合歯科医師のことは「Super Dentists（スーパーデンティスト）」と呼ばれています。これは、総合歯科の重要性が広く認識されている証拠にほかなりません。

COLUMN 02

これからの歯科治療が注目する「オーラルフレイル」

加齢により心身が衰えた状態のフレイルには、「身体的フレイル」「社会的フレイル」「認知的・心理的フレイル」という３種類があります。

肉体が衰える身体的フレイルが進行すれば外出するのが億劫になり、独居や引きこもり、貧困といった社会的フレイルを招く原因にもなります。社会的なかかわりを持ちにくい社会的フレイルが進むと、抑うつや認知機能障害といった認知的・心理的フレイルを引き起こすリスクもあります。そんなフレイルのスパイラルを断ち切るために医療の介入があります。

私たち歯科医療では「オーラルフレイル」といって、滑舌低下、食べこぼし、むせ、噛めない食品の増加、口内の乾燥といった口腔機能の低下に注目しています。今後はより一層、オーラルフレイルに対応した歯科治療が求められてくることが予想できます。

患者様のお口が健康な状態なら年齢に応じて小児歯科か総合歯科、プレ・フレイルからフレイルと要介護の初期段階なら総合歯科、ターミナルケアが必要なら終末歯科（訪問歯科）がそれぞれ診るスタイルが望ましいと私は考えています。

いずれも治療のベースにあるのは、かみ合わせに軸を置いた「咬合医学」という我々の考え方です。

CHAPTER 2

SATOSHI AOKI
TOOTH CARE METHOD

あなたの知らない歯ぎしりの新常識

“歯ぎしりには
良い歯ぎしりと
悪い歯ぎしりが
あります。”

そもそも歯ぎしりとは何か

朝、起きたときに「なんだかあごが疲れているな」と感じたことはありませんか？

その原因は、就寝中の歯ぎしりです。

たしかに、歯ぎしりは強い力で歯を削ったり、揺さぶったりして重大なトラブルを起こすことがあります。そのため、多くの人は「歯ぎしりは歯の健康を損ねるもの」と思い込んでいるようです。

ですが、じつは、すべての歯ぎしりが悪者なのではありません。歯に過剰な負担をかけることがないだけでなく、むしろプラスの影響を及ぼすケースもあります。つまり、ひと口に歯ぎしりといっても「良い歯ぎしり」と「悪い歯ぎしり」があるということです。

そもそも歯ぎしりとは、上下の歯が非機能的な接触を生じている状態のことを指し、ブラキシズムともいいます。

歯ぎしりは本来、私たちにとって大切なストレスコントロール機能の役割を果たしているもの。ストレスで病気にならないよう、私たちを守ってくれているのです。

＼ 心当たりはありませんか？ ／

あなたの歯ぎしりをチェック!

- [x] 詰め物がよく外れる、歯がしみる
- [x] 起床時に顎が痛む、強い食いしばりで目が覚める
- [x] 歯が欠けた、割れた、すり減った
- [x] 歯の根元にくさび状のへこみが見られる
- [x] 頬の内側や舌に歯の跡がついている
- [x] 上顎の真ん中あたり、または下顎の歯の内側に骨が出っ張っている

もし1個でもチェックが入ったら……

歯ぎしりには「良い歯ぎしり」と「悪い歯ぎしり」があります。
ここで紹介するのは、すべて悪い歯ぎしりが引き起こす可能性のある症状です。

詰め物をしている歯に負担がかかりすぎると、詰め物が取れたり、詰め物の周辺の歯が欠けたりすることもあります。知覚過敏になりやすくなる場合もあります。

就寝中に悪い歯ぎしりをしていることに、自分では気づいていないケースもあります。起床時にあごや歯が痛んだり、夜中に食いしばりで目が覚めるなら要注意です。

悪い歯ぎしりによる強い力に耐えきれず、歯が割れたり、欠けたり、すり減ったりしてしまうことも。セラミックなどの白い陶器の被せ物が割れやすくなる場合も。

一部の歯に過剰な負担がかかると、歯の根元にくさび状のへこみが見られるようになります。冷たい物にしみたりそこから細菌が入ると虫歯が起こりやすくなります。

悪い歯ぎしりや強い食いしばりがあると、つねに歯に頬や舌が押しつけられている状態になり、頬の内側に線状の跡ができたり舌に歯の跡がついたりします。

悪い歯ぎしりであごや歯などに持続的な圧力がかかると、とくに上あごの中央部分や下あごの歯の内側に「骨隆起」と呼ばれる骨の出っ張りが生じやすくなります。

“悪い歯ぎしりは
これだけの
悪影響を
あなたの歯に及ぼします。”

悪影響は全身に広がる!

悪い歯ぎしりは、歯や歯の周辺に悪影響を及ぼします。アメリカのタフツ大学のノーシャ・メーター教授は、歯ぎしりの特徴を「ウィーク・リンク」と名付けました。ウィーク・リンクとは、本人が持っている組織の中で弱いところから壊れていき、ひとつでなく複数の問題が引き起こされる、というものです。

たとえば、むし歯にプラスチックの詰め物をしていると、むし歯ではない歯と比べ、強度は弱くなります。就寝中の歯ぎしりで負担がかかりすぎ、詰め物と歯の間に隙間が生じると、この隙間がやがて詰め物が外れる原因になってしまうのです。

ほかにも、あごの骨が弱ければ、外骨症（骨隆起）といって、口の中に骨のこぶのようなものができたり、歯の根っこの部分がグラグラして歯周病になったりすることもあるでしょう。

悪い歯ぎしりの影響を受けるのは、歯や歯の周辺だけではありません。たとえば、あごがずれているところで歯ぎしりをしていると、あごの周辺にある咬筋や側頭筋が緊張し続け、頭痛になるとも考えられています。

悪い歯ぎしりは歯や歯の周辺だけでなく、全身の症状に関わってくるのです。

歯ぎしりの影響を受けるのは就寝中だけではないことに注意！

「歯ぎしりは寝ているときにするもの」と思い込んでいるのは、それは間違いです。

じつは、日中でも私たちは頻繁に歯ぎしりをしています。

たとえば、何か考えごとや作業に熱中しているときに、歯をくいしばっていることはよくあること。これも立派な歯ぎしりといえるでしょう。

食事中以外に、上下の歯を接触させるクセのことを「アウェイク・ブラキシズム」や「デイタイム・ブラキシズム」といいます。「食いしばりグセ」という意味です。

スポーツなどの場面では、歯を食いしばると実力が発揮できてパフォーマンスが上がるといわれているようですが、平常時に必要以上に歯を食いしばることは、その限りではありません。就寝中の歯ぎしりと同じように、歯を壊すことにつながってしまうのです。「日中に長時間、歯を食いしばっている人は、そうでない人に比べて歯周病が重い」という大学の研究報告もあるほどです。

悪い歯ぎしりによる歯のトラブル

悪い歯ぎしりのよって起こる口の中にトラブルには、こんな症状があります。
次のページと合わせてセルフチェックしてみましょう。

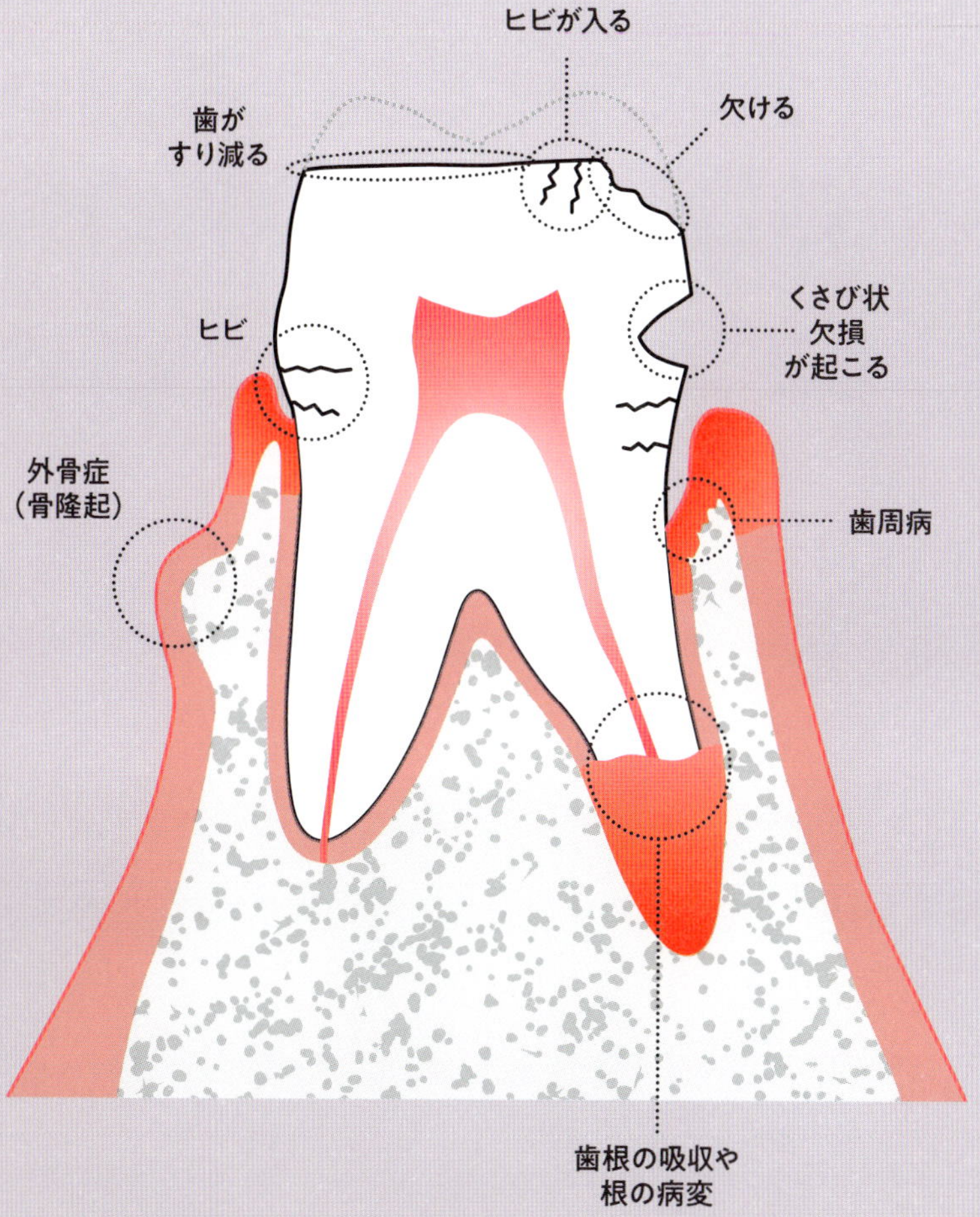

\ 詰め物や被せ物のトラブルにも要注意! /

悪い歯ぎしりの代表的な特徴とは?

悪い歯ぎしりの強い力によって歯や歯の周辺が圧迫されたり、揺さぶられたりしていると、このような症状が現れることがあります。

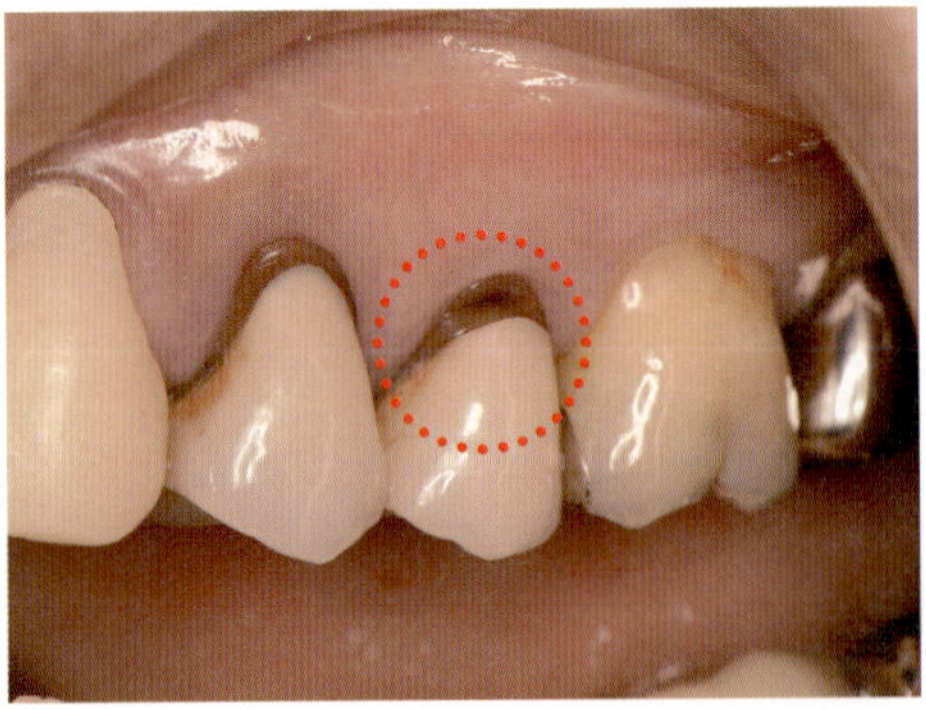

くさび状の欠けができる

悪い歯ぎしりの特徴的な症状のひとつは、歯の根元のくさび状のへこみができることです。これは「アブフラクション」とも呼ばれ、知覚過敏の原因になるだけでなく、へこんだ部分に汚れがたまることでむし歯にもなります。

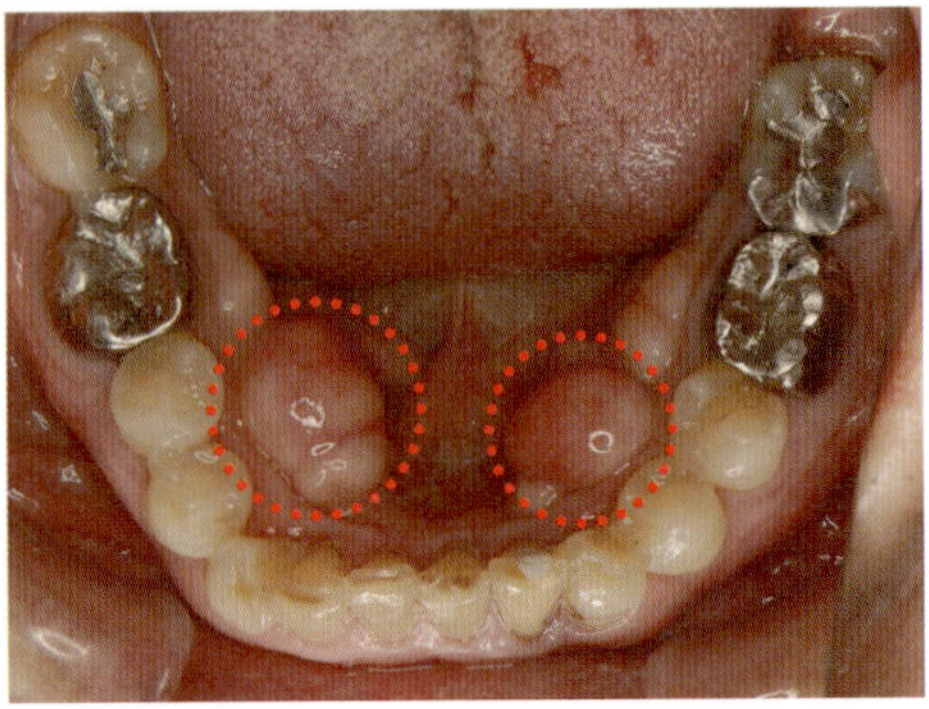

外骨症(骨隆起)

悪い歯ぎしりによって歯に過度な圧力がかかり続けたときに出やすい症状です。過度な圧力を受けた口の中の骨が変形し、上下のあごの骨が歯の内側に出っ張ってきて、口の中が狭く感じることもあります。

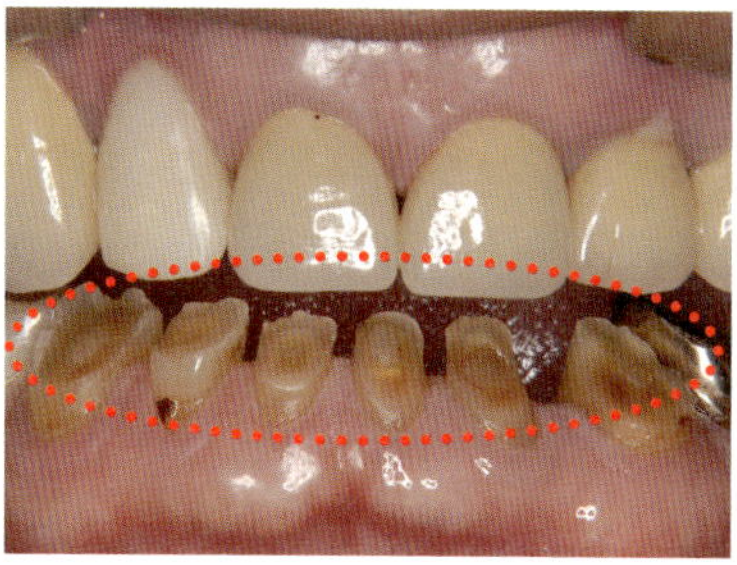

歯がすり減る

悪い歯ぎしりは、歯の表面を覆うエナメル質をすり減らし、歯の神経を過敏にさせます。また、歯をこすり合わせることで歯そのものの上部がすり減ることも。

歯が欠ける、割れる

歯にヒビが入る、歯が欠ける、歯が割れる、というのも悪い歯ぎしりの症状です。ヒビや欠け、割れが生じたところに汚れがたまると、むし歯や知覚過敏のリスクも。

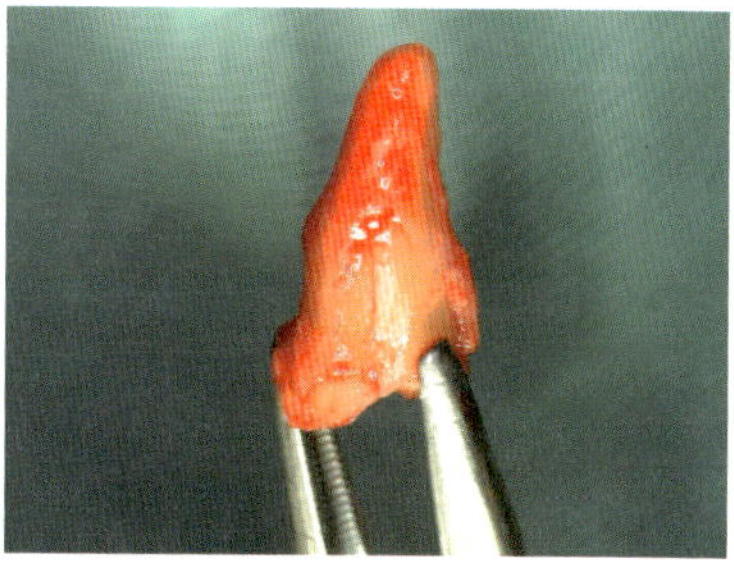

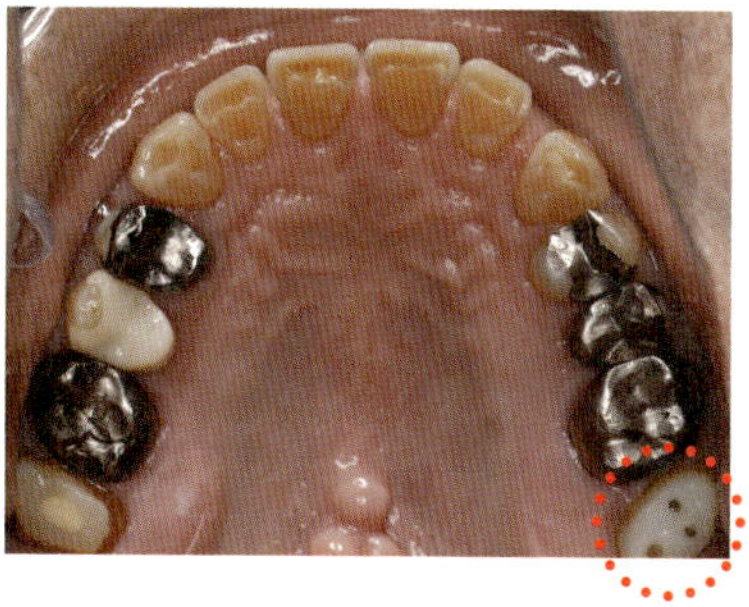

詰め物が外れる

悪い歯ぎしりによって特定の一部に力がかかると、治療後の歯の金属冠や詰め物の接着剤の接着力が弱まり、外れたり欠けたりすることもあります。

被せ物が割れる、すき間ができる

歯に圧力がかかりすぎると、セラミックなどの被せ物などが割れたり、歯が痛んで被せ物との間にすき間ができたりし、そこから細菌が入り虫歯を起こすことも。

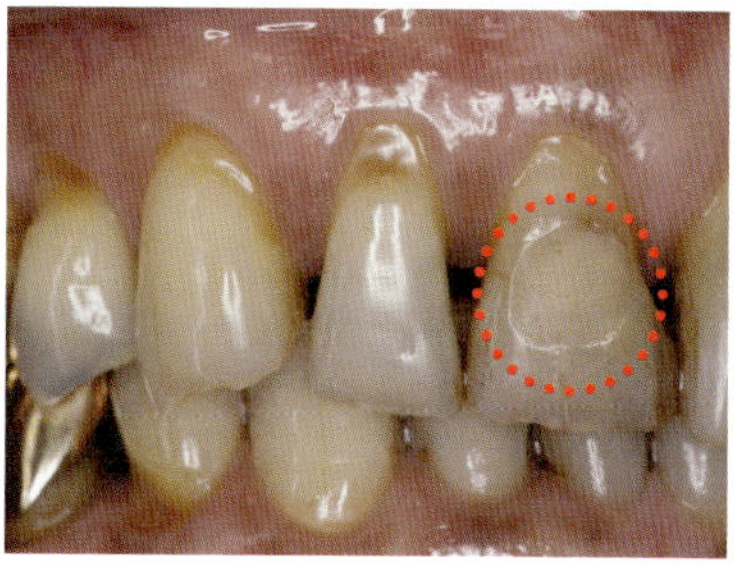

＼ 寝ている間の歯ぎしりで歯の動きをチェック！ ／

良い歯ぎしりと悪い歯ぎしりを検証！

いつも就寝中に自分のしている歯ぎしりの状態を知ることができます。
歯科医院にて「ブラックス・チェッカー」を使って診査・診断をする方法です。

ブラックスチェッカーで「良い・悪い」が一目瞭然

「良い歯ぎしり」なのか「悪い歯ぎしり」になっているのかを知るための手段として「ブラックス・チェッカー」を用いる方法があります。ブラックス・チェッカーは、睡眠中に装着する薄さ0・1ミリの赤い色をしたポリビニール製のマウスピースのようなもの。患者様の歯型をもとに製作します。

上下2枚ずつ用意したブラックス・チェッカーを1晩に1枚ずつ、合計4日分の睡眠中の歯ぎしりの記録を採取し、赤い色のはがれ方によって歯の動きを調べます。「口の中のどの部分の色がはがれているか」「色のはがれ方は点状か面状か」といったことから、かみ合わせや骨格の様子まで考慮して診断します。

実際に、ブラックス・チェッカーで調べた「良い歯ぎしり」と「悪い歯ぎしり」のタイプは66ページからご紹介します。

＼ 睡眠中のブラキシズムをチェックする！ ／

ブラックスチェッカーの使い方

ブラックスチェッカーは上下の歯ぎしりをチェックできるように、上顎用2枚と下顎用2枚の計4枚入っています。下の手順に従って使用してください。

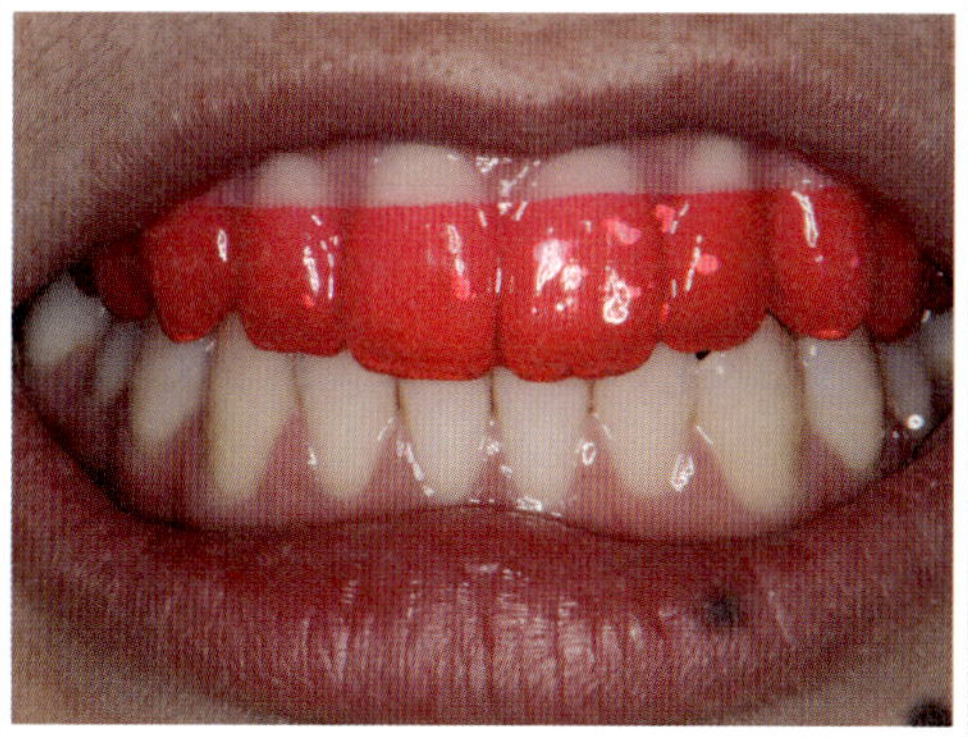

① 就寝前にブラックスチェッカーを取り付けます。
② 朝起きたらブラックスチェッカーを外し、軽く水ですすいでください。
③ 一晩につき１枚取り付けます。
④ ４枚とも同じように使用します。
⑤ 終わったらケースに入れて封をして次回持参してください。

※ブラックスチェッカーは薄く壊れやすいので、取り扱いには十分ご注意ください。

＼　治療が必要な「悪い歯ぎしり」の例です　／

悪い歯ぎしりの4つのタイプ

ブラックス・チェッカーで自分の歯ぎしりが、どう歯を傷めているかを知れば、最適な治療法を考えるヒントになります。

側方型

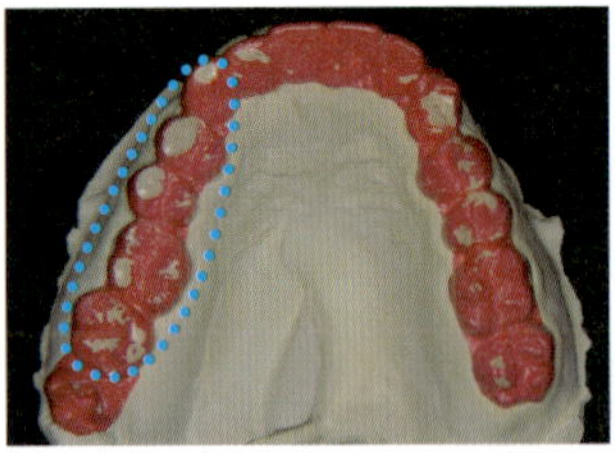

片側だけでブラキシズムをしているケース。ブラキシズムをしているほうの詰め物や被せ物が取れたり、壊れやすくなったりします。

前歯型

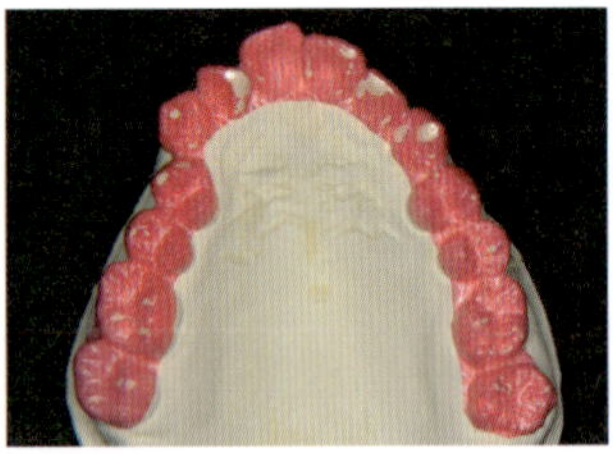

前歯でブラキシズムをしているケース。前歯への負担が大きくなっているため、前歯が削れたり、前にせり出したりしやすくなります。

奥歯型

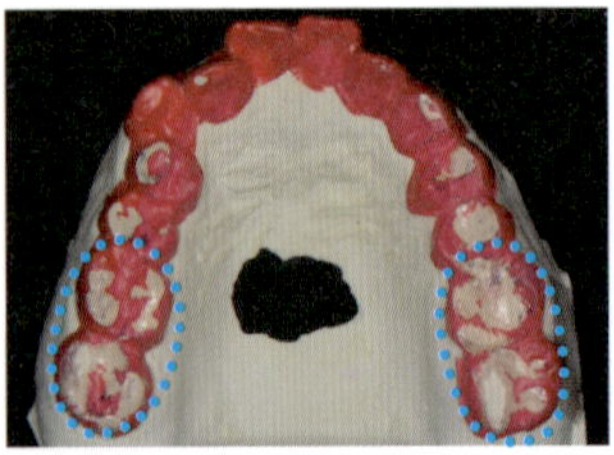

奥歯でブラキシズムをしているケース。奥歯に非常に強い力がかかってしまうため、奥歯が割れたり折れたりすることがあります。

全体型

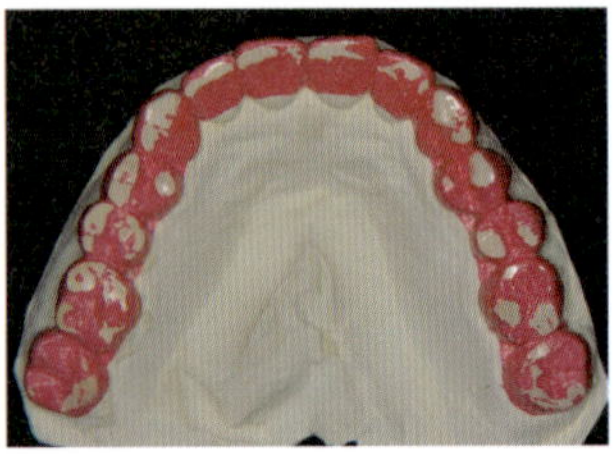

全体の歯でブラキシズムをしているケース。上下の犬歯（3番の歯）がぶつからず、ストッパーがないために、被害が全体に広がっています。

＼ 歯を傷めにくい「良い歯ぎしり」の例です ／

歯に負担がない良い歯ぎしりとは?

歯や歯の周辺に負担がかかることが少なく、歯を傷めることが少ない
良い歯ぎしりもブラックス・チェッカーで判明します。

ブラックス・チェッカーで確認

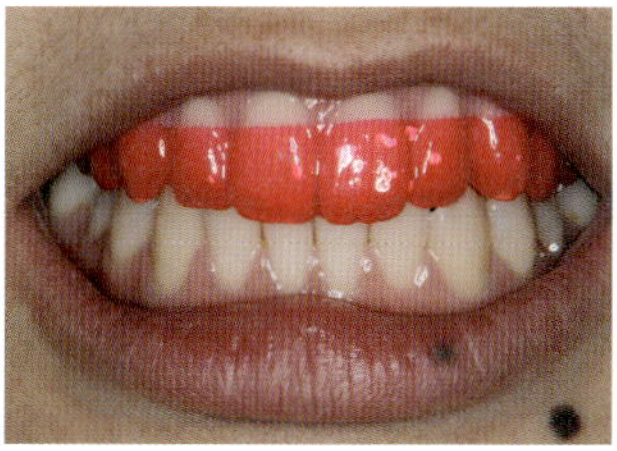

ブラックス・チェッカーを上あごに装着した写真。上あご2枚、下あご2枚の計4枚を4夜連続で使用していただいて、その結果を検討します。

↓

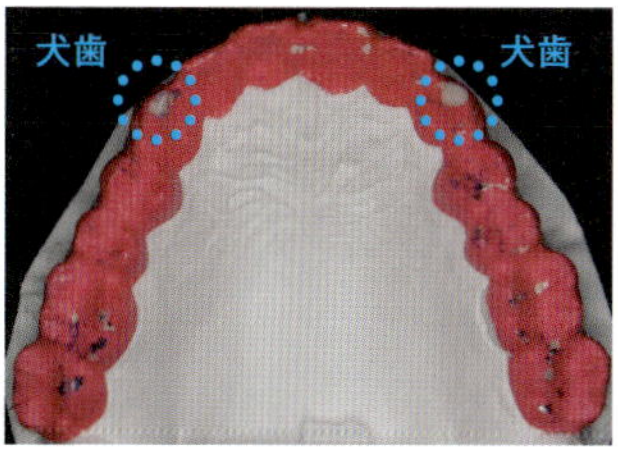

ブラックス・チェッカーを外したとき、このように犬歯だけすり減っていれば歯ぎしりの状況は理想的ですが、実際にこのような人は稀です。

矯正後の歯をチェック

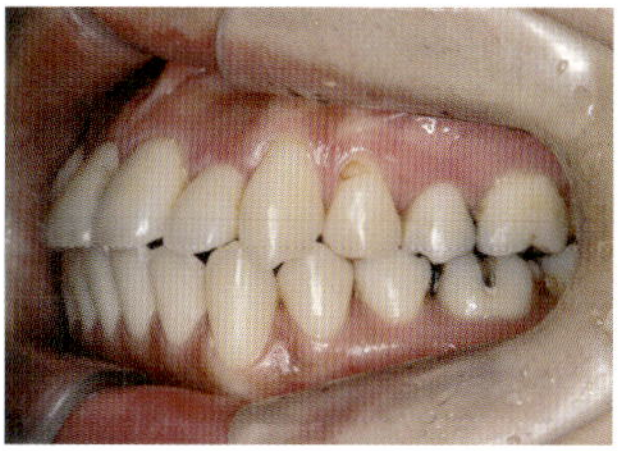

矯正治療が終わり、上下のあごで普通に噛んだとき、上あごの第一大臼歯が下あごの第一大臼歯のやや手前にあり、正常に咬合している状態です。

↓

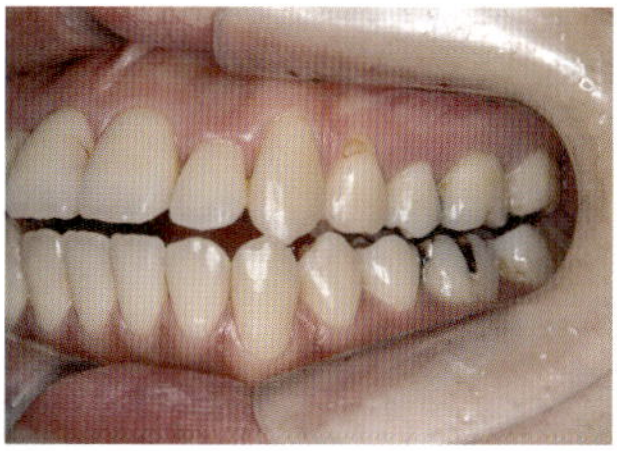

下あごを左右にずらしたとき、犬歯誘導がきちんとできていれば、写真のように犬歯だけが当たり、前歯や奥歯は強く当たることがありません。

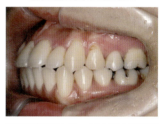

“ブラキシズムから
大事な歯を守る
3つの方法
を学びましょう。”

早期対策で歯ぎしりを改善

歯を壊す悪い歯ぎしりには、早めに対策をとることが重要です。悪い歯ぎしりから大事な歯を守る方法は次の3つです。

①自己暗示や心理療法

「歯ぎしりをしないぞ」と繰り返し唱え、自分を暗示にかけます。簡単な割に効果が期待でき、歯ぎしりが4割減少するという説もあります。

②習慣やクセの修正

睡眠の質を上げる、生活習慣を見直す、口の周りの筋肉のリラックスを心がけるといったことのほか、日中に噛みしめるクセも改めるようにします。

③かみ合わせ治療

保険治療で行える治療は、マウスピースやナイトガードをつくることです。一方、かみ合わせを根本的に改善するには矯正治療やかみ合わせ治療を受けることです。悪い歯ぎしりは、私たちの体にさまざまなダメージを与えることがわかっているものの、疾患ではなく生理的な現象なので、診断や治療のガイドラインがないのも事実。歯科医院で信頼できる歯科医師に相談をしながら、改善をはかっていきましょう。

＼ 「よく噛みすぎない」が歯を守る秘訣! ／

歯ぎしりを減らす3つの生活習慣

歯は噛まない、唇は結ぶ、鼻で呼吸する

「食べ物はよく噛みましょう」「噛めば噛むほど健康にいい」といったことを聞いたことがありませんか？　食べ物をよく噛むことによって唾液の分泌が促される、咀嚼筋が使われて脳に刺激が伝わる、という噛むことのメリットはよく知られている話でもあります。

ところが、歯ぎしりやかみ合わせの視点で考えると、「噛まなければ噛まないほどいい」のも事実なのです。

顎関節は人体の中でもとくに複雑な動きをする関節で、負担もかかりやすくできています。あごの痛みやかみ合わせに問題がある人、咀嚼力の強い人は、「噛みすぎること」に注意したほうがいいでしょう。必要以上に硬いものや弾力のあるものを食べるのも避けて正解です。

とはいえ、歯を接触させず、口を開けたままで生活するのもおすすめできません。口呼吸は口腔内を乾燥させ、プラークなどが付着しやすくなってむし歯や歯周病、歯肉炎や歯周疾患、不正咬合などのリスクを高める原因になります。

こうした理由から、「歯は噛みすぎない、唇は結ぶ、鼻で呼吸する」という歯を守るための３つの生活習慣を推奨しているのです。

歯ぎしりを減らすポイント

悪い歯ぎしりによる被害はさまざま。歯を守るためにも
下記の3つのアプローチを併用しながら改善していきましょう。

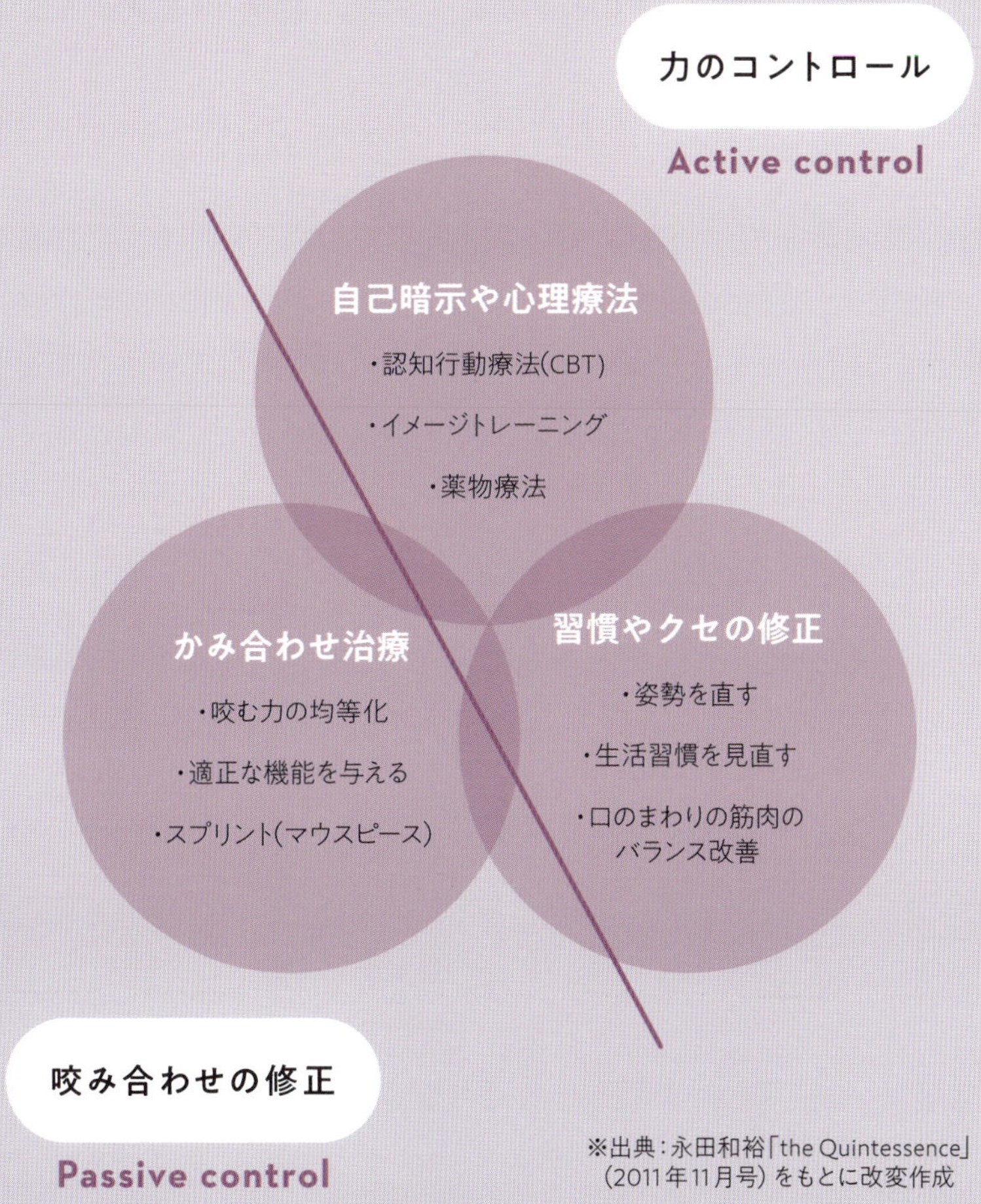
力のコントロール
Active control
自己暗示や心理療法
・認知行動療法(CBT)
・イメージトレーニング
・薬物療法
かみ合わせ治療
・咬む力の均等化
・適正な機能を与える
・スプリント(マウスピース)
習慣やクセの修正
・姿勢を直す
・生活習慣を見直す
・口のまわりの筋肉の
バランス改善
咬み合わせの修正
Passive control

※出典:永田和裕「the Quintessence」
(2011年11月号)をもとに改変作成

\ おやすみ前のルーティンで歯ぎしりを改善 /

イメトレと生活習慣の見直しを!

睡眠の質を高めることも歯ぎしりを減らすコツ

歯ぎしりは、就寝時も日中も無意識にしてしまう行動です。だからこそ、完全になくすことは難しいかもしれませんが、歯ぎしりの影響を抑えることは可能です。キーワードは「イメトレ」と「生活習慣の見直し」。

ポイントは「睡眠」にもあります。歯ぎしりの発生や睡眠の質と関係していることも明らかになっています。ここで紹介する具体的な方法を早速今日から試してみてください。そして、定期的なメンテナンスにより、歯ぎしりで傷んだ歯を守っていくことも忘れずにしましょう!

CORRECTION 01

就寝前にイメトレをする

布団に入ったら、スヤスヤ眠っている姿をイメージしつつ、「歯ぎしりをしないぞ」と繰り返し自分に語りかけてみましょう。就寝前に自己暗示にかけることで、悪い歯ぎしりをせずに眠れるイメージトレーニングを行います。無意識でしてしまう就寝中の歯ぎしりを、自己暗示によって意識改革をするイメージです。

CORRECTION 02

歯ぎしりのクセをセルフチェックする

仕事中や運転中、家事をしているときやスポーツジムでトレーニングをしているときなど、何かに夢中になっているときほど無意識で歯をくいしばったり、歯ぎしりをしたりしてしまうもの。「今、自分は歯ぎしりをしていないか」と定期的にセルフチェックすることを習慣にして歯ぎしりや食いしばりのクセを減らしましょう。

CORRECTION 03

睡眠の質を高める工夫をする

歯ぎしりや食いしばりを減らすためには、睡眠の質を高めるのも効果的です。「布団に入ったらスマホは触らない」「気持ちよく眠れる快適な寝具を用意する」「睡眠時無呼吸症と逆流性食道炎の治療をする」「深酒は NG。飲酒はほどほどに」「ぬるめの湯船に浸かる」といった工夫により深い眠りを心がけましょう。

マウスピースで歯とあごを守る

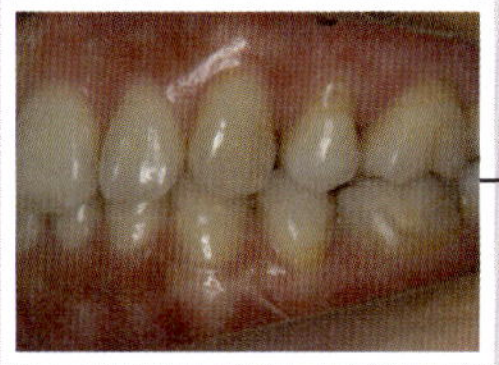

かみ合わせが深く、激しい歯ぎしりが加わって顎関節症になってしまった患者さんの歯。

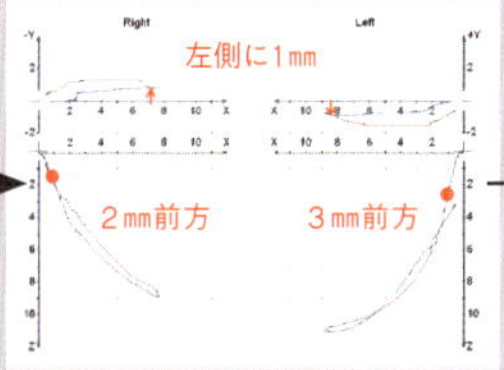

かみ合わせのズレを CADIAX で診断して、患者さんの口の模型をもとにマウスピースを製作する。

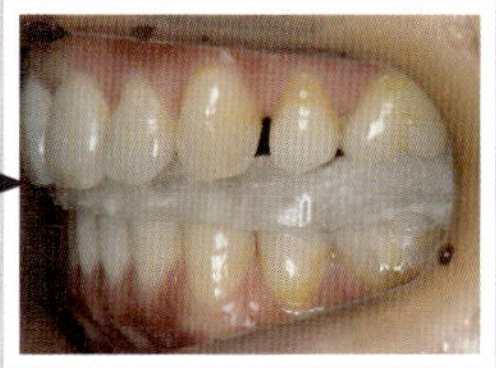

夜間に装着していただいたところ、力のかかり方が修正され、症状が改善した。

“悪い歯ぎしりは
悪いかみ合わせ
から生まれます。”

歯を守る一番の近道とは

ここまで「良い歯ぎしり」と「悪い歯ぎしり」についてご説明してきましたが、結論として「良い歯ぎしり」と「悪い歯ぎしり」を分けるものは何でしょうか。その答えは「かみ合わせ」です。良いかみ合わせで上下の歯がうまく噛み合っていれば、歯ぎしりをするときも犬歯がストッパーになって歯や歯の周辺に負担をかけすぎずに済みます。

反対に、「犬歯がしっかり噛み合っていない」「特定の場所ばかりで噛んでいる」という悪いかみ合わせをしていれば、一部の歯や歯の周辺に強い力がかかりすぎることになります。また、あごの動きにストップがかからないので下あごがグラインドしやすく、広範囲に歯が削れていってしまうことにもなりかねません。

睡眠中に歯ぎしりをする人は、平均８時間の睡眠中に約30分間、行っているといわれています。すると、１年で15時間、１年で１８０時間、50年で９０００時間、つまりなんと３７５日も強い力で歯を食いしばっている計算になります。悪い歯ぎしりを続けることが、歯や歯の周辺にいかに大きな被害を及ぼすかが想像できると思います。

COLUMN

03

いつまでも健康でいたいなら自分の体を「数値」で知る

オーラルフレイルという口腔機能の低下に陥っている患者様を健康な状態に近づけ、QOLを向上させるためには、かみ合わせ機能を回復させることが必須。かみ合わせの治療を行う際は、診断結果の数値に従って総合的な治療計画を立てる必要があります。

私は佐藤貞雄教授と共に中国の北京で咬合の考え方を教えていますが、彼らは我々のコースを「数値化咬合診断」と表記していて、非常にわかりやすい表現だと感心したことがあります。

私自身、数値の重要性について実感したのは1年で17kgの減量に成功したときです。減量のきっかけは、サルコペニアと肥満が組み合わさった「サルコペニア肥満」の病気のリスクの高さを知ったことでした。

センサーを腕に貼って24時間の血糖値を2週間モニタリングする「フリースタイルリブレ」というシステムを活用し、食生活の改善を試みました。勘や経験に頼るのではなく、「血糖値」という客観的な数値によって自分の状態を把握できるようになることは、打つべき手がわかるということ。物事を判断するにあたって、数値化することは非常に重要です。歯科も同じで、数値から患者様のつらさや治療による改善の度合いがわかります。数値ほど誰にでもわかる指標はないのです。

CHAPTER 3

SATOSHI AOKI
TOOTH CARE METHOD

問題を根本解決するかみ合わせ治療

“矯正とは、
歯のまわりの骨の形
を変えることです。”

正しい位置に歯を移動させる

「抜く」「削る」といった選択ではなく、「歯を残す」ことを重視した歯の治療法があります。それが「矯正治療」です。一度、抜いてしまった歯は二度と生えてきません。一方、矯正によってかみ合わせを正しく治せば、大切な歯や神経を抜かずに済み、その後も健康な生活を長く楽しめるのです。

ところで、「矯正＝歯そのものを変化させる」というイメージがあるかもしれませんが、正確には「矯正＝歯のまわりの骨の形を変えて、歯の位置を変えること」ということになります。

私たちの骨は、古くなった骨を壊して取り除く「破骨細胞」と、骨を修復しながら新しい骨をつくる「骨芽細胞」の働きにより、つねに健康で強い状態を保ち続けています。こうした「壊す→つくる」を繰り返す、骨の細胞の新陳代謝を「リモデリング」といいます。**矯正治療では、リモデリング機能を活用して骨の形を変えながら、その人にとって最適なかみ合わせができる位置に歯を動かしていきます。**

歯ではなく骨を動かすので、歯そのものには負担をかけずに治療することができるのです。

咬合医学をベースに診査・診断！総合歯科で矯正をするべき理由

矯正をしようと考えたとき、「専門医に任せたほうがいいだろう」と矯正治療を専門とする歯科医院にかかる人は多いものです。私は、「最初は総合歯科で診てもらってほしい」という考えです。

矯正の専門医と総合歯科では、矯正治療にいくつかの違いがあります。

たとえば、専門医による矯正治療の場合、どちらかというと歯や口元の美しさに焦点を当てた「審美」を優先する傾向が強いような印象です。一方、総合歯科の矯正治療の目的は、その人の骨格に適した機能障害のない、良いかみ合わせを再構成することです。もちろん、同時に見た目の歯並びも整えていきます。総合歯科医師では、かみ合わせはもちろん、むし歯や歯周病までひとつの診断方針に基づいて治療できるので、結果的に口の中の問題を一気に解決することができ、時間とお金の節約にもなります。そのほかの総合歯科の矯正治療の特徴は、左のページを参考にしてください。

我々の「矯正」5つの特徴

1. 非抜歯

総合歯科ならではの矯正治療の特徴のひとつは、「4番の歯を抜かない」ことです。良いかみ合わせにとって重要な4番の歯は残して治療することを優先します。ただし、不正咬合の原因（Posterior discrepancy）となる親知らず（8番）は抜歯するのが基本となります。

2. 非外科

専門医で行う矯正治療には、あごの骨を切るような外科手術が必要になる場合がありますが、総合歯科ではそうした外科手術を極力避ける治療方針です。

3. 短期間

矯正治療には、多くの場合3～4年かかります。私たちの医院での矯正治療は1年半～2年と比較的短期間で終了するケースが多いです。

4. 非顎外装置

あごと頭に装着したバンドで上下のあごの位置を矯正するチンキャップと呼ばれる装置は、顎関節症のリスクが指摘されているので私たちは使用しません。

5. 顎機能やかみ合わせを考慮した診査・診断

治療の最終的なゴールを「顎機能も含めた回復」とします。そのため術前の顎機能検査は必須、顎関節症の症状改善のための矯正治療を行うこともあります。

＼　矯正治療をはじめる前に必ずチェック！　／

こんな矯正は要注意！

一見、よくある矯正治療の方法に見えて、じつはそれが自分の口にとってベストな選択だとはいえないことも。治療の前に確認しましょう。

CAUTION 01

4番を抜く矯正

4番の歯の重要性についてはこれまでもお伝えしてきました。だからこそ、もしも「矯正治療＝4番の歯を抜く」というお決まりのマニュアルに頼って抜歯をするようなことがあるなら要注意。

4番の歯は、かみ合わせを決める非常に重要な歯。矯正が終わって美しい歯並びになったように見えても、かみ合わせが悪いまま、その後も何度も歯のトラブルに見舞われるケースもあります。

対策として、実際に矯正治療に入る前に、歯科医師に治療の流れを聞いて4番の歯を残す方法が残されていないかどうか、確認することです。

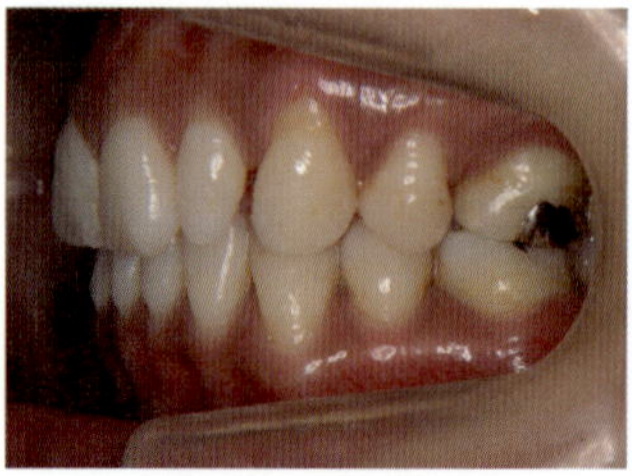

かみ合わせを治すはずの矯正治療なのに、子どもの頃の治療で4番の歯を抜いてしまったことで、大人になって「矯正のやり直し」が必要になることもあります。

CAUTION

02

安易な アライナー矯正

アライナー矯正とは、透明で弾力性のあるプラスチック素材のマウスピース状の装置を用いた矯正治療です。通常のワイヤーやブラケットを使って治療する矯正とは異なり着脱式のため、食事や歯磨きがしやすいというメリットがあります。ただ、アライナー矯正にも問題があります。

たとえば、すべての歯並びやかみ合わせを治すことに対応できるわけではありません。そもそもかみ合わせの診断に基づいて矯正するわけではないので、かみ合わせを根本的に改善できることはありません。着脱式とはいえ1日20時間という装着時間の長さも自己管理が必須です。

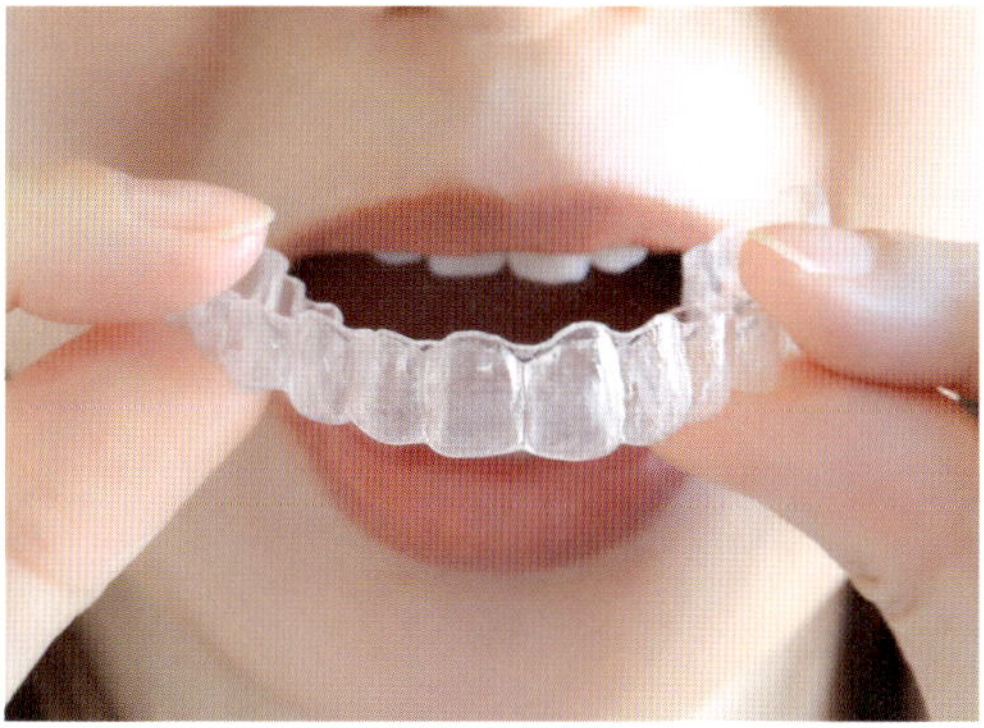

アライナー矯正は、作成した何種類かのマウスピースを、それぞれ決められた順番で毎日20時間以上装着しながら歯並びを整えていきます。もともとのかみ合わせや歯並びなどの状態によっては、十分な効果が期待できないケースもあります。

子どもの歯を
健康に守っていくのは
親の意識次第
です。

歯科医院に通うことを習慣に

「子どもの矯正治療は、どのタイミングでしたらいいですか？」という質問を受けることがあります。

結論から言うと、矯正治療のはじめどきはケースバイケースです。治療期間を短くするためにも、最適なタイミングを見極める必要があります。

では、そのために親は何をすべきでしょうか。それは、信頼できる歯科医院に通い、子どもの歯の様子を定期的にチェックすることが役立ちます。

子どもの年齢が3歳になったあたりから、「あごが出ている」「あごが引っこんでいる」「あごがずれている」といった特徴が現れてくるものです。まずはこのタイミングで小児歯科や総合歯科に行き、歯型をとるなどして子どもを歯科医院に慣れさせておくといいでしょう。上の歯よりも下の歯が前に出ている「反対咬合」、いわゆる受け口の場合、3歳頃から使用できる矯正装置もあります。子どものうちに早期治療をすることで、大人になって矯正治療が必要になっても最小限で済み、骨格的なずれが防げることもあります。

子どもに「一生、自分の歯で食べることができる」という素晴らしいプレゼントを贈るのは、親の意識次第といえるでしょう。

＼ 入念な検査により最適な治療方針を決める ／

「かみ合わせ治療」診断の流れ

かみ合わせを治すには、治療前の総合診断がもっとも重要です。
実際に、どのような検査が必要になるのかをご紹介します。

「かみ合わせ治療をしたい」と思ったとき、知っておきたいのは治療の流れです。というのも、いきなり歯を削ったり矯正の相談をしたりすることはありません。まずは7つの検査プロセスを経て、患者様の治療方針を決定します。

現在の歯科治療では、客観的な評価や統一基準に欠けているため、歯科医師自身の主観や経験に基づいた治療が行われることが主流です。ですが、私が考える総合歯科では、客観的な資料や分析を積み重ね、エビデンスに基づいた治療を行うことを第一としています。したがって、治療前の総合診断はもっとも力を注ぐところなのです。

検査に必要な7つの項目は、①医療面接、②顔貌・口腔内の写真撮影、③歯列模型製作と咬合器への付着、④顎機能検査、⑤エックス線撮影・CTスキャン、⑥筋触診、⑦ブラキシズムの検査です。それぞれ次のページから詳しくみていきましょう。

かみ合わせの治療は、「一時診断」と「最終診断」という段階を踏んで治療法を決定した後にはじめてスタートします。ここからが具体的な治療のはじまりなので、ほかの治療よりスタートまでに時間がかかる場合もあります。

診断の7つのプロセス

ここで紹介している検査で口の中の状態を正確に把握し、適切な治療方針を決定します。

PROCESS 1. 医療面接

「どこをどんなふうに不具合を感じているのか」「これまでどのような病歴があり、どのような歯の治療をしてきたのか」といったことをヒアリングします。

PROCESS 2. 顔貌、口腔内の写真撮影

顔貌（顔だち）や口の中、全身の姿勢の写真を撮影します。撮影は治療前だけでなく、治療中や治療終了後など適宜行い、記録の比較に活用します。

PROCESS 3. 歯列模型製作と咬合器への付着

歯や歯列、口を自然に閉じたときのかみ合わせは、石膏模型を用いて検査します。その際、「咬合器」や「フェイスボウ」と呼ばれる装置を使います。

PROCESS 4. 顎機能検査

かみ合わせやあごの機能の問題を把握するためには、顎機能検査が重要です。顎機能検査は、「CADIAX」という専門の装置を使って行います。

PROCESS 5. エックス線撮影・CTスキャン

エックス線撮影にはいくつかの種類があります。また、必要に応じてCT撮影を行うこともあり、複数の資料を基に、患者様の状態を正確に見極めます。

PROCESS 6. 筋触診

あごや頬、頭部にある咀嚼筋と呼ばれる筋肉や、首から肩にかけての筋肉に触れることで、筋肉の張りや左右差などを確かめます。

PROCESS 7. ブラキシズムの検査

上下の歯ぎしりの状態を調べるブラックス・チェッカーと呼ばれるシートを、患者様に夜間に使ってもらうことで、ブラキシズムの検査をします。

PROCESS

01

医療面接

症状に関する相談を対面形式で行う

まずは歯科医師が患者様とお話ししながら、症状に関する情報をヒアリングします。来院の動機となった口の中のトラブルや自覚症状などの訴え（主訴）や、異常にはじめて気づいた時期やきっかけ、これまでの治療歴など（病歴）も、全身の健康状態や既往歴などとともに問診票に記録します。過去に矯正治療の経験がある患者様の場合、治療期間や装置などについてもうかがいます。そのほかの全身の症状などについては、日本全身咬合学会の「健康調査質問票」を使って記録していきます。

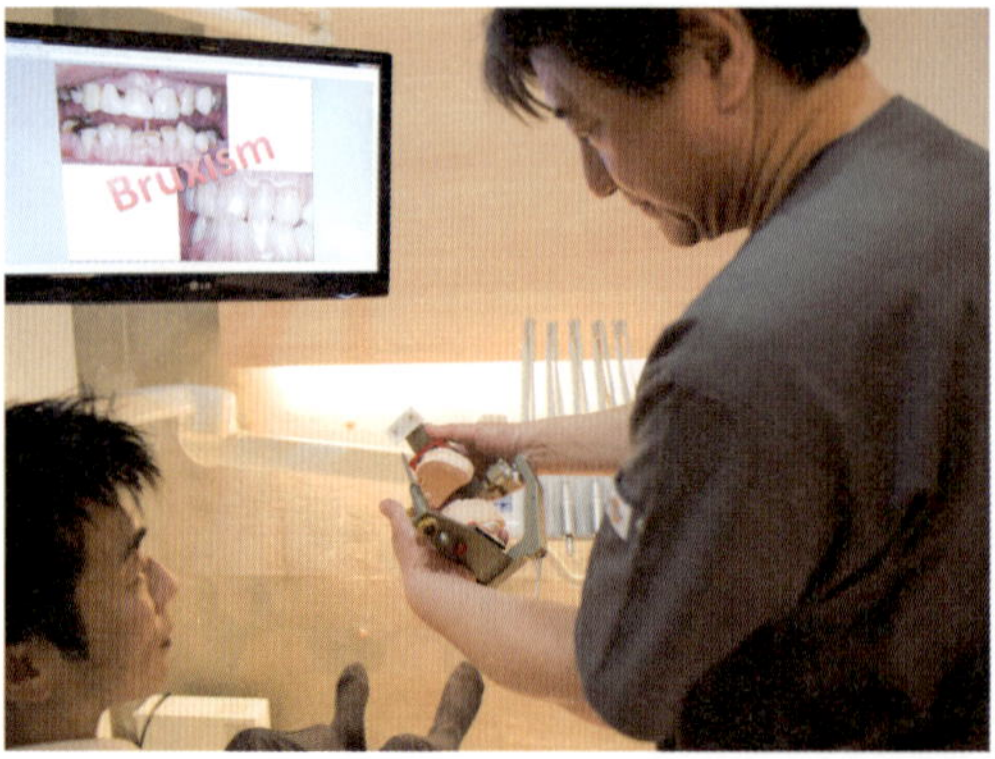

初診時に患者様の問題点や治療について相談することを「医療面接」といいます。必要な情報を共有しつつコミュニケーションをとっていきます。

PROCESS

02

顔貌、口腔内の写真撮影

撮影した写真を記録して診断に活用する

顔貌（顔立ち）の写真撮影は、顔の形や歯並びの影響を総合的に診査・診断する際に必要です。正面と側面、口元の正面と側面のそれぞれ口を閉じたときと口を開けて歯を見せたときの合計８パターンを撮影します。口腔内の写真撮影は、歯や歯茎などの状態を詳細に記録するために使用します。口を閉じたときの正面と左右側面、口を開けたときの上あごと下あごを撮影します。そのほか、全身の姿勢の写真も撮影します。そのときの姿勢は、「気をつけ」をした、正面と左右側面の状態です。

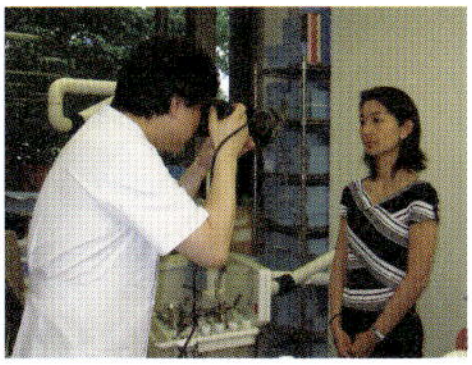
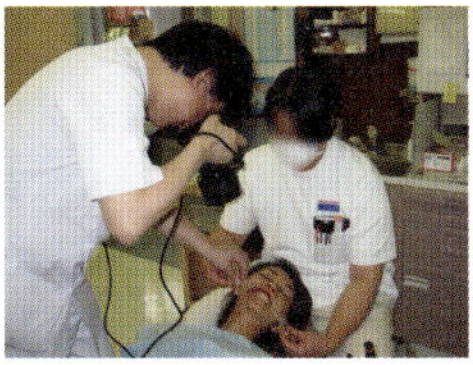

医療面接後の診査の第一段階は、患者様の顔貌（顔だち）や全身の姿勢の写真、口の中の状況を写真に撮って記録することからはじめます。

かみ合わせの関係を検査する

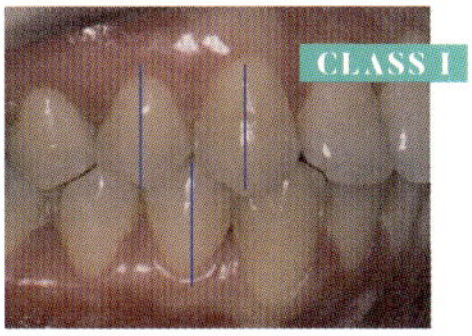

かみ合わせの関係のずれを判定します。写真上、上あごの３番と４番、下あごの４番に縦線を引いてあります。

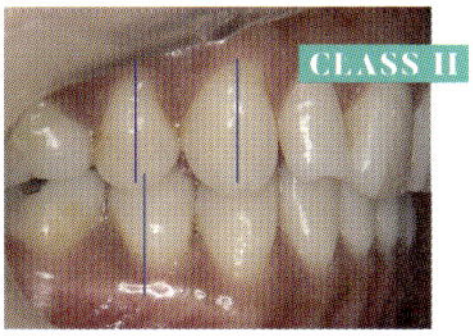

左写真のように上あごの３番と４番の間に下あごの４番が噛みこんでいるのが標準的。これは下の４番が奥にあります。

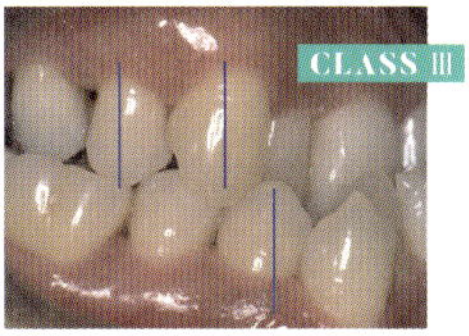

こちらの写真のケースでは、下あごの４番の位置からもわかるように、下あご全体が前に出たかみ合わせになっています。

PROCESS

03

歯列模型製作と咬合器への付着

歯列模型を使って咬合器上で再現する

歯や歯列、口を自然に閉じたときの咬合は、石膏の歯列模型を用いて検査します。具体的には、歯列模型を「咬合器」と呼ばれる、口の中の情報を外から見ることのできる装置に付着させます。咬合器は、顎運動や咬合の位置を再現する働きをするもの。口の中と同じ位置関係で、咬合器を模型に付着させることが治療の精度を上げるのには重要です。私たちは「フェイスボウ（FaceBow）」という装置を用いて、頭蓋と上あごの位置を正しく記録し、上下のかみ合わせの記録を基に検査をします。

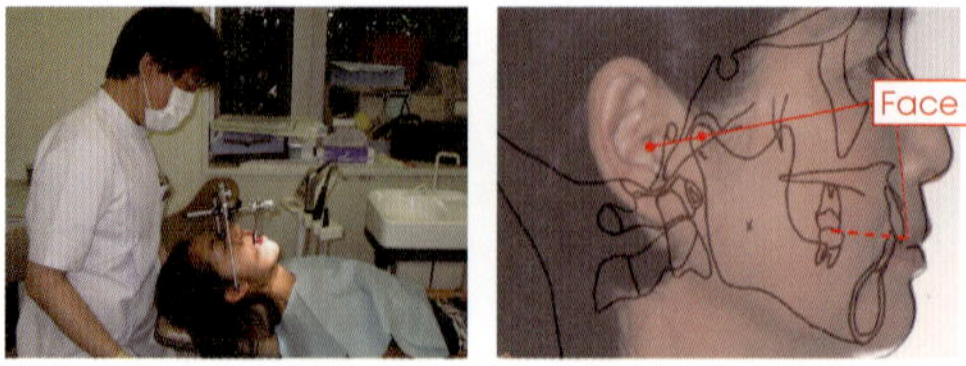

「フェイスボウ」と呼ばれる、頭蓋骨と上あごの位置を記録する装置を使用すると、右上の写真のように歯の位置や立体的な関係がどのようになっているのかがわかります。

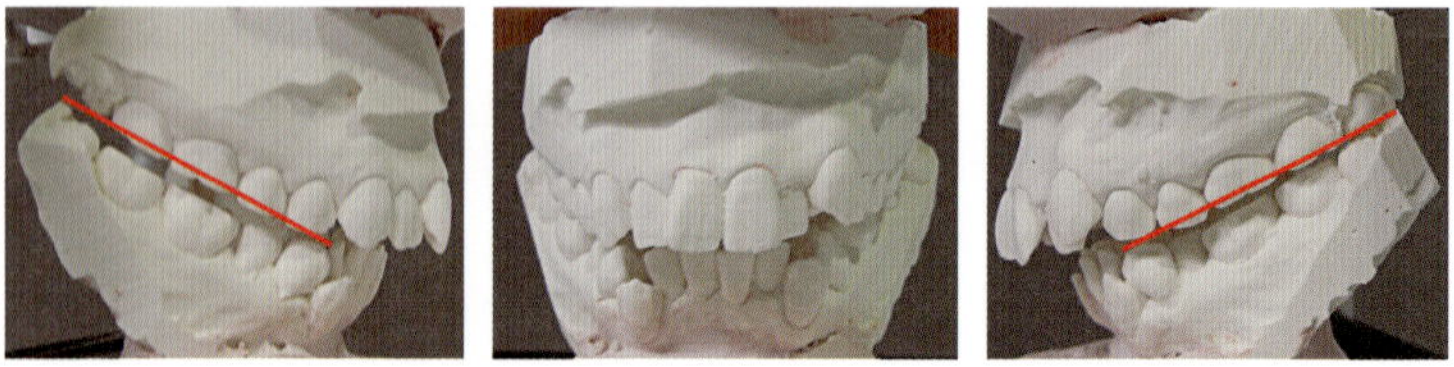

フェイスボウを用いて咬合器上で模型診査をすることにより、線で示す歯の並ぶ傾き（咬合平面の傾斜）の様子が明確にわかります。

PROCESS 04

顎機能検査

顎機能や咬合を三次元的に把握する

顎の動きや顎の位置、歯の接触といった、顎機能や咬合の問題を把握するのが顎機能検査です。この検査には、患者様の状態を詳細に知るために「CADIAX」という装置を使用します。あごの動きを測定し、その動線を分析することで顎機能が標準的な状態からどの程度逸脱しているかを診ます。顎関節に問題がない人は、左右のあごが均等に動くのに対し、顎関節症など顎関節に問題がある人の場合、左右バラバラに動いたり、ほとんど動かなかったりすることがわかります。

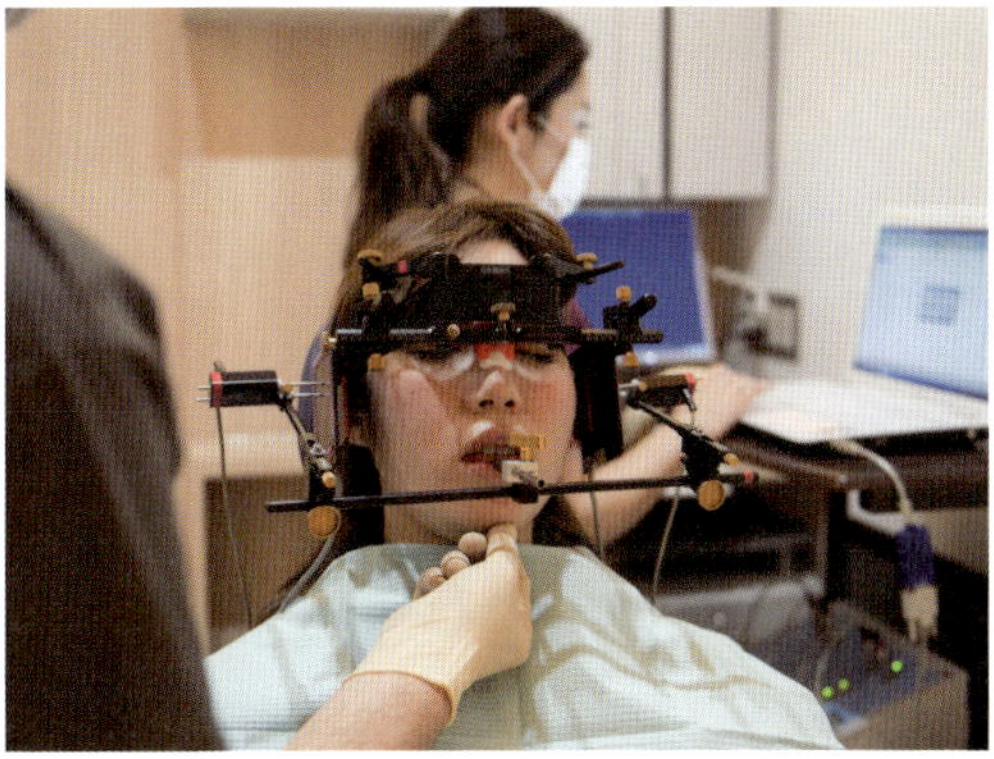

開閉や左右にずらすような動きをするのは、全身の中でもあごの関節のみ。
顎機能検査はコンピュータでそのデリケートな見極めをします。

PROCESS

05

エックス線撮影・ＣＴスキャン

複数の写真を撮影し診断に活用する

歯科で撮影するエックス線写真には、独特の種類があります。「10枚法デンタル写真」は、10枚組で上下の歯を撮影したものです。「パノラマ」あるいは「パントモ」と呼ばれる写真は、歯列をすべて撮影するパノラマ型のレントゲン写真です。そのほか、顎関節の写真や「セファロ撮影」という規格化されたレントゲン写真も撮影します。また、必要に応じてCT撮影を行うこともあります。こうやって撮影した複数の写真を資料とし、診断の精度を高めていきます。

顎関節撮影

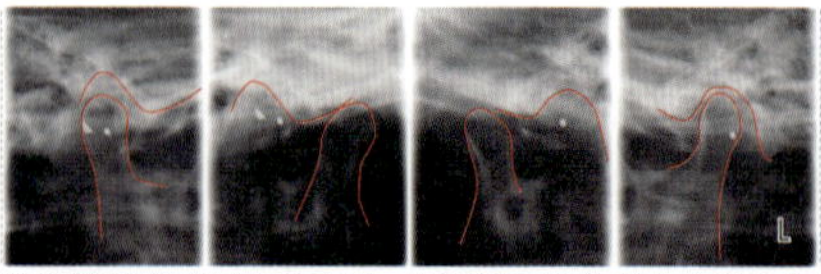

顎関節部分を写す撮影法。顎関節の形態的な変化や関節の受け側の形態などもこの撮影写真で診査できます。

パノラマ撮影

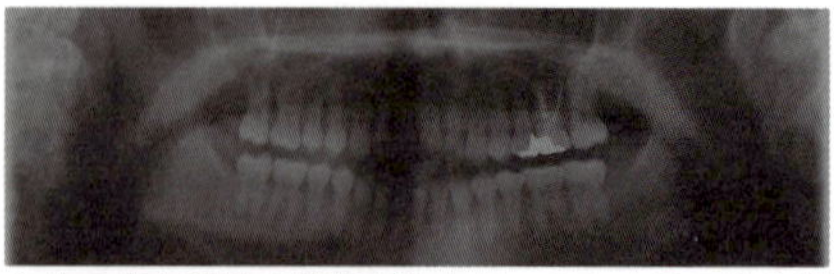

全体の歯と顎骨の状態がわかり、おおよその歯や顎関節、上顎洞などを見ることができます。

顎関節部のCTスキャン画像

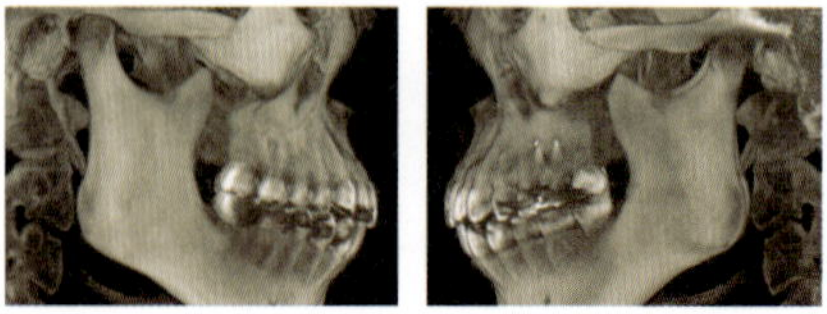

骨のような硬組織を診るもので、歯や骨の構造を確認します。インプラント治療の診断にも不可欠です。

X線規格写真正面、側面（X線セファロ撮影）

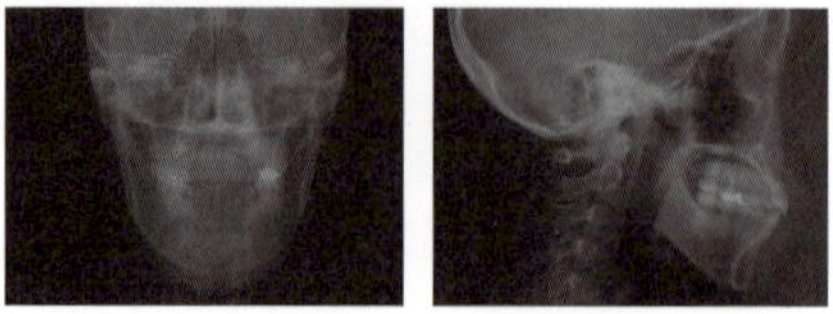

上下顎の大きさとそのずれ、顎の形、歯の傾斜角、口元のバランスなどを知ることができます。

PROCESS
06

筋触診

筋肉の状態からかみ合わせの状態を調べる

咀嚼に関係する筋肉の総称である咀嚼筋や、首から肩にかけての筋肉を触診し、筋肉の緊張状態や、あごの位置などに左右差があるかどうかを調べます。かみ合わせのバランスが悪い場合や、かみ合わせにずれがある場合、これらの筋肉に痛みが出ることもあります。この痛みにより、患者様本人が自覚していないかみ合わせの問題が指摘されることもあります。また、かみ合わせの治療の終了後、左右差や痛みがなくなることもあることから、ひとつの検査基準になっています。

● 筋触診（−、+、++）

	右側	左側
1 ：肩、後頸部		
2 ：環椎後頭部		
3a：側頭筋前腹		
3b：側頭筋中腹		
3c：側頭筋後腹		
4a：咬筋浅層		
4b：咬筋深層		
5 ：上顎結節部位		
6 ：内側翼突筋		
7 ：顎舌骨筋		
8 ：顎二腹筋		

	右側	左側
9 ：舌骨上筋群		
10：舌骨下筋群		
11：喉頭		
12：胸鎖乳突筋		
13：肩甲舌骨筋		
14：舌		
15：顎関節の相対的触診		
a）外側極、安静位		
b）外側極、開閉口位		
c）下顎頭後部		
d）外側靱帯		

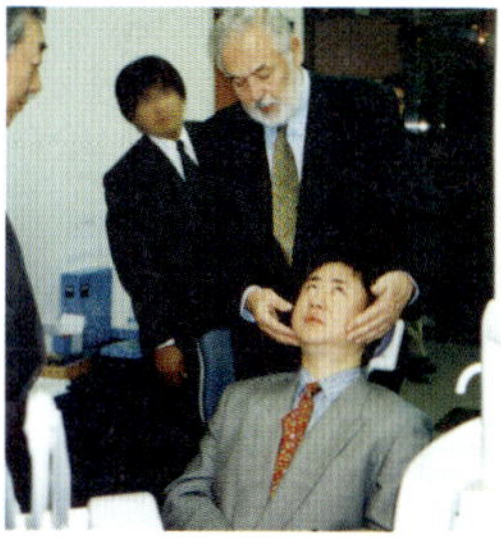

噛むことに関係する筋肉、特に口を閉じるときや下あごを左右に動かす筋肉などの痛みや、咀嚼器官周囲の肩や首、胸の筋肉の症状を診たりすることは、かみ合わせ治療前後の評価をするために重要です。

PROCESS

07

ブラキシズムの検査

就寝中のかみ合わせを6パターンに分析

厚さ0.1㎜のシートの片面に為害性のない特殊な塗装を施したブラックス・チェッカーと呼ばれるものを就寝時に装着し、夜間のブラキシズムの検査をします。ブラキシズムにより強い咬合力が加わった部分だけブラックス・チェッカーの塗装が剥離し、その部位やパターンがわかります。この記録から、「犬歯誘導」「犬歯誘導＋平衡側の干渉」「小臼歯までの誘導」「小臼歯までの誘導＋平衡側の干渉」「大臼歯までの誘導」「大臼歯までの誘導＋平衡側の干渉」という6パターンに分類します。

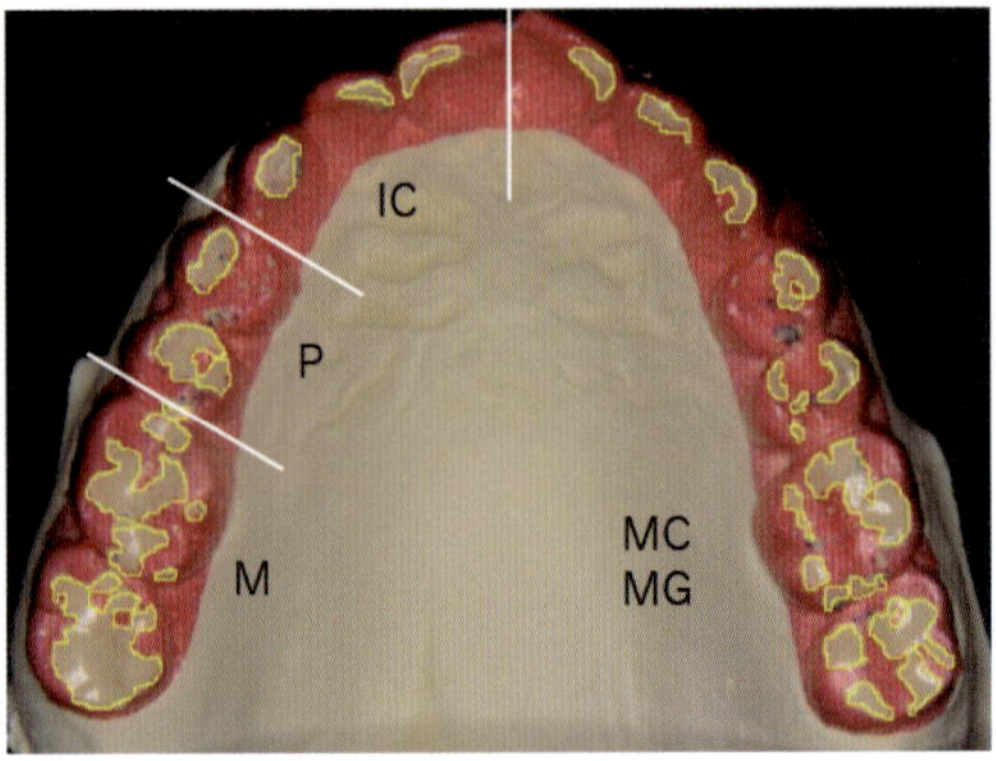

犬歯誘導で平衡側の干渉がないのは機能的な咬合、大小の臼歯までの誘導＋平衡側の干渉があるのは問題のある咬合と考えられます。

＼ 就寝中のかみ合わせが一目瞭然！ ／

ブラックスチェッカーの流れ

わずか0.1㎜のブラックス・チェッカーを着けたままでも就寝中の不快感は最低限に抑えられ、自然な生理的咬合の記録がとれます。

表面の赤い色は食品添加物と同じ成分で、安全性が確認されています。

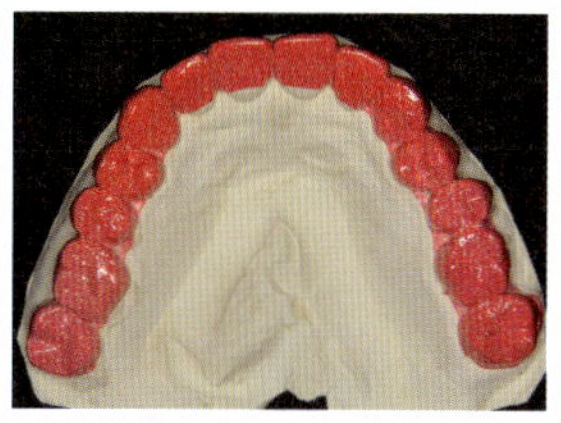

使用前

↓

白く色が抜けた部分が、夜間の歯ぎしりで歯と歯が擦れ合ったところです。

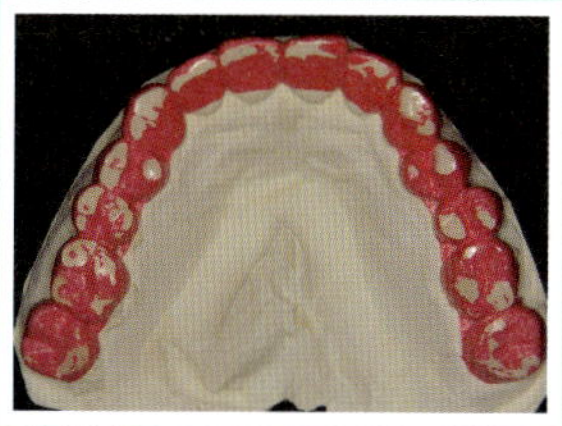

一晩使用後

↓

右側の外側と左側の内側をチェックする

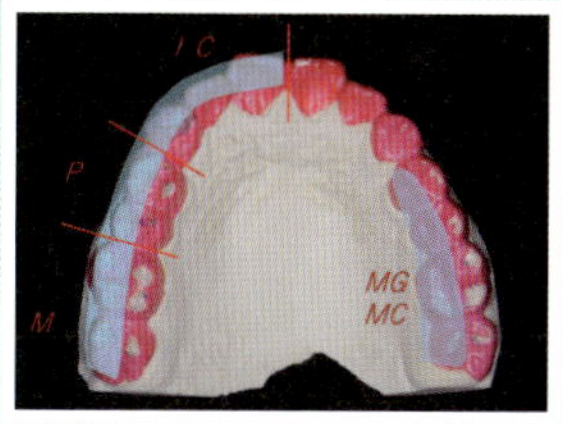

続いて左側の外側と右側の内側をチェックする

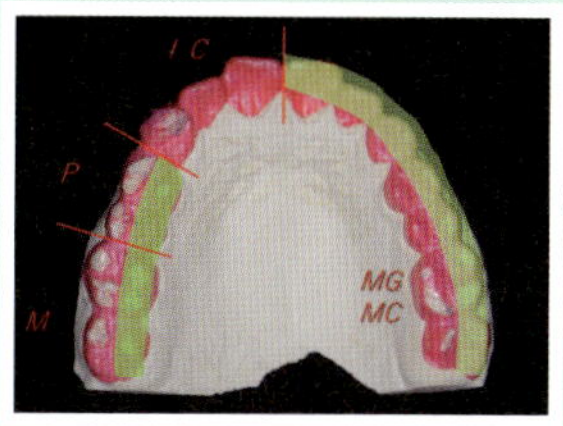

ブラックスチェッカーの診断基準

「犬歯誘導型」のように歯の負担が少ないのは良いかみ合わせ、
あちこち擦り合っているパターンは問題のあるかみ合わせです。

犬歯誘導型

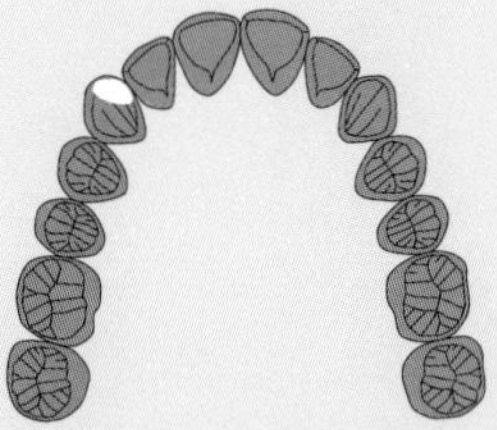

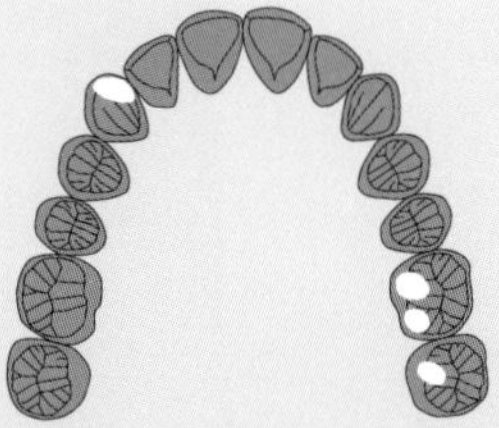

犬歯誘導型
+非作業側接触型

前歯犬歯小臼歯誘導型

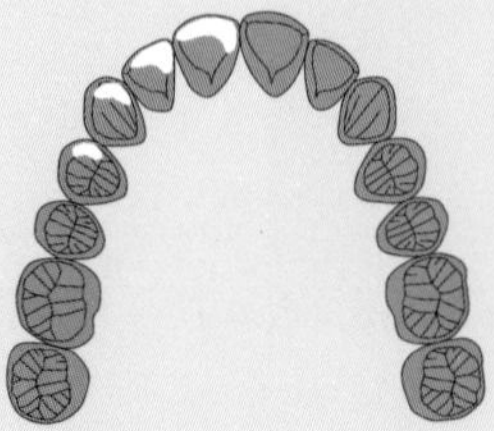

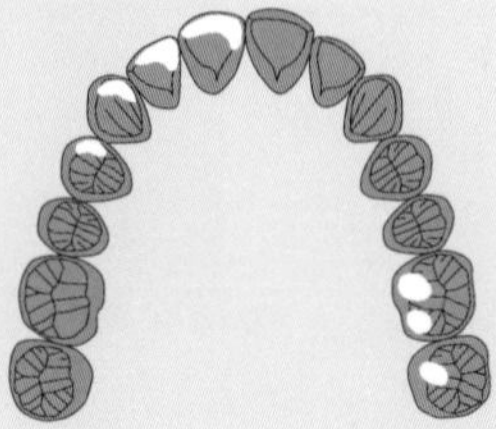

前歯犬歯小臼歯誘導型
+非作業側接触

グループ誘導型

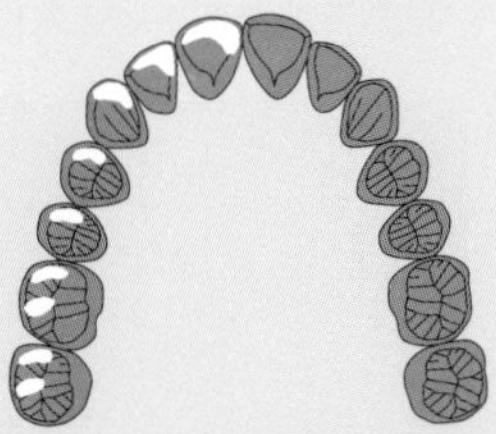

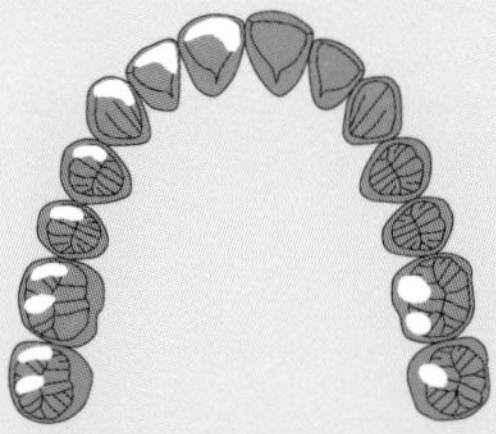

グループ誘導型
+非作業側接触

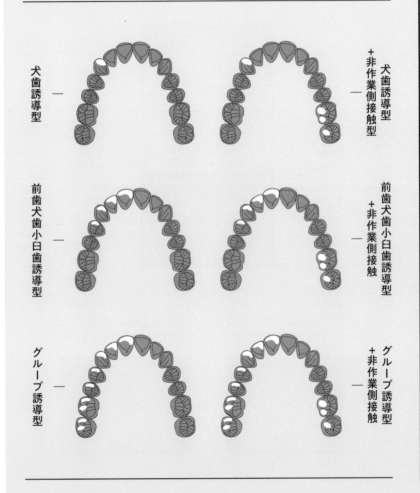

良い・悪い「歯ぎしり」の例

ブラックス・チェッカーを用いた検査では、下記のパターンだけでなく、
患者様ひとりずつ異なるかみ合わせの診断が可能です。

問題が少ない歯ぎしりの一例

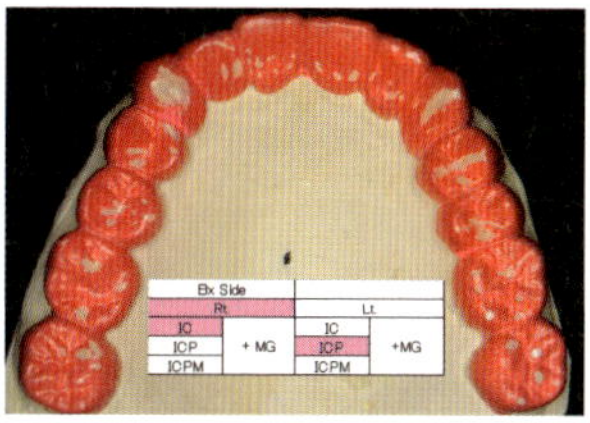

右側は犬歯のみで強い歯ぎしりが行われています。左側は犬歯と第一小臼歯で歯ぎしりが行われていますが、その面積は少なく弱いものと診断。

理想的な歯ぎしりの一例

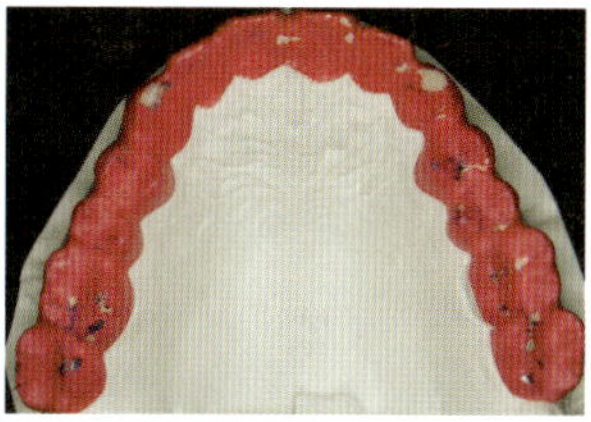

左右ともに犬歯のみで歯ぎしりが行われており、その程度も低いものと考えられました。程度については左側が若干強いものと考えられました。

歯や顎関節に問題があると思われる歯ぎしりの一例

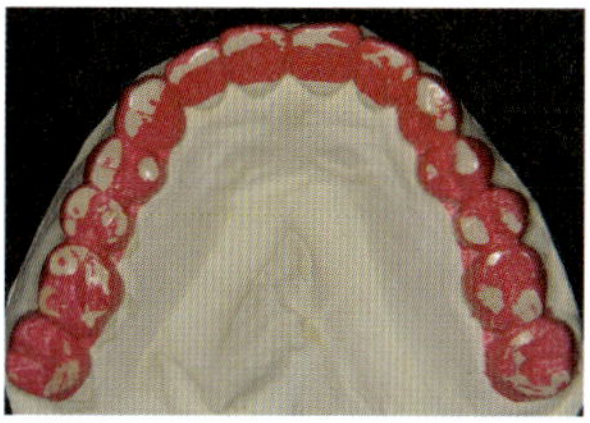

前歯のみならず小臼歯、大臼歯にわたる広範囲で赤い色素がはがれています。面積としては右側が広いと思われ、右側中心の歯ぎしりと判定。

大臼歯中心の歯ぎしりの一例

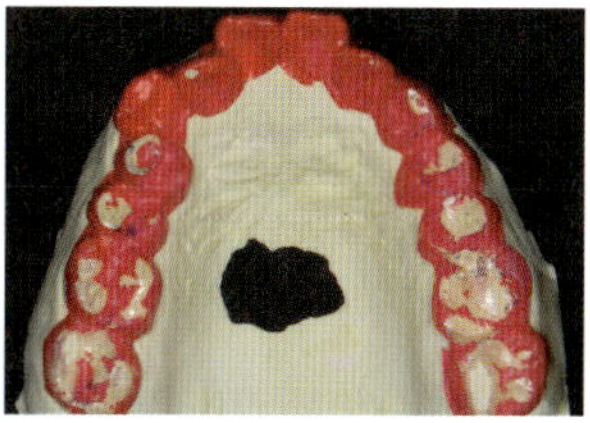

大臼歯のみで歯ぎしりが行われています。このケースの患者様は「開咬」という不正咬合の状態で、大臼歯しか歯が噛んでいないために起こります。

COLUMN

04

「噛めば噛むほど健康にいい」は注意！ お口のためには「噛まないほどいい」

噛めば噛むほど体にいい――こう聞いたことがある人は多いのではないでしょうか。

食べ物をよく噛むことによって唾液の分泌が促されたり、咀嚼筋が使われたり、脳に刺激が伝わったりするのも事実。「噛めば噛むほど小顔になる」ということも言われています。

ところが、私の立場から言わせてもらうと、「噛まなければ噛まないほどいい」と考えています。

噛む際に重要な役割を果たす顎関節は、人体の中でも特に複雑な動きをする関節で、負担がかかりやすくできています。かみ合わせも顎関節の状態に大きく影響を受けます。だからこそ、あごに痛みがあったりかみ合わせに問題があったりする人は、噛みすぎることに注意したほうがいいでしょう。

硬い食べ物や弾力のあり過ぎる食べ物も、人によっては顎関節に負担となるケースもあります。

また、咀嚼筋のうち、咬筋、内側翼突筋、側頭筋といった口を閉じる動きで使う「閉口筋」と呼ばれる筋肉は、噛むことで発達します。閉口筋が強くなりすぎると「開口障害」といって、口が開きにくくなります。

ストレスマネジメントのためにガムを噛む人もいますが、咀嚼力の強い人やあごに痛みのある人はほどほどにしておくほうがいいでしょう。

CHAPTER 4

SATOSHI AOKI
TOOTH CARE METHOD

快適なかみ合わせをつくる矯正症例

CASE

01

下顎側方偏位

- 初診時:52歳／女性
- 治療:矯正＋補綴治療
- 治療期間:1年7ヶ月
- 保定:半年
- 補綴治療:8ヶ月

片側にずれたかみ合わせを改善する

片側のかみ合わせは正常な状態、もう一方のかみ合わせは受け口になっているような状態のことを「交《こう》叉《さ》咬合《こうごう》」といいます。下の「正面」の写真のように、正中が中央からずれていて、片側のかみ合わせが反対咬合になっているのは交叉咬合です。このようなケースでは、矯正治療をしない限り、正常なかみ合わせに治すことはできません。インプラントやブリッジ、入れ歯といった補綴の治療だけできちんと治すことはできず、総合歯科による矯正治療と補綴治療が必要になります。

初診時

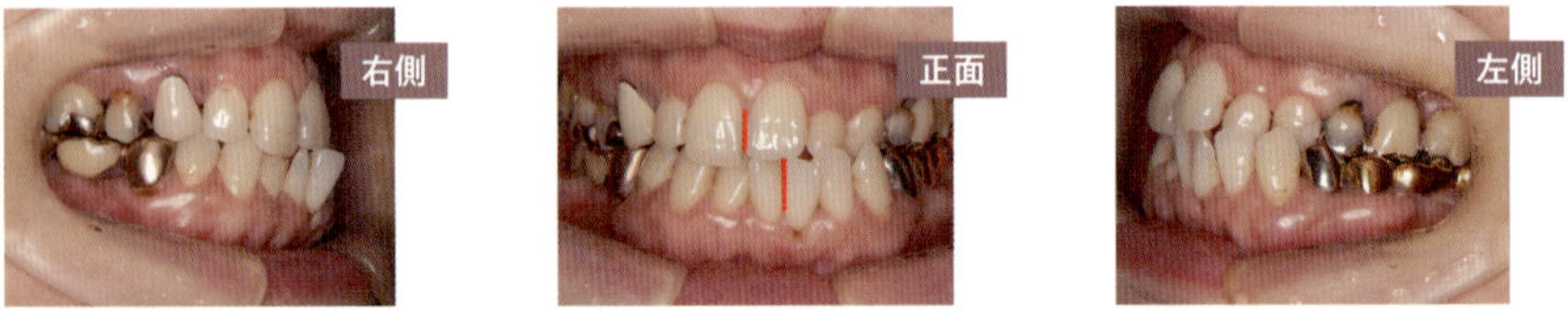

正中線は大きく左にずれていて、左下の歯はほとんどの歯が反対咬合です。「左側」には、金属の歯の付け根の歯茎や骨が出っ張っている外骨症（骨隆起）が、「右側」には、くさび型の欠損が見られます。

矯正開始から18カ月目までの経過

片側にずれた状態のかみ合わせ（下顎側方偏位）の患者さまが、約1年半の矯正治療の後、補綴治療を行ったケースです。

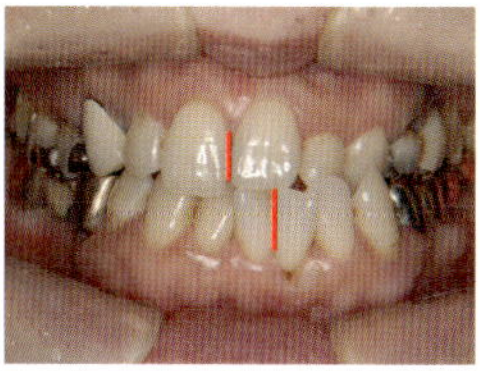

0カ月

上下の正中がずれているほか、右上の犬歯や下の歯など複数の問題があることがわかります。

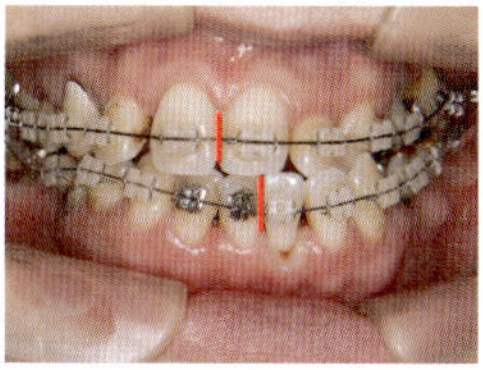

3カ月

上下の歯槽骨には外骨症（骨隆起）があり、強い食いしばりの習慣があると想像できます。

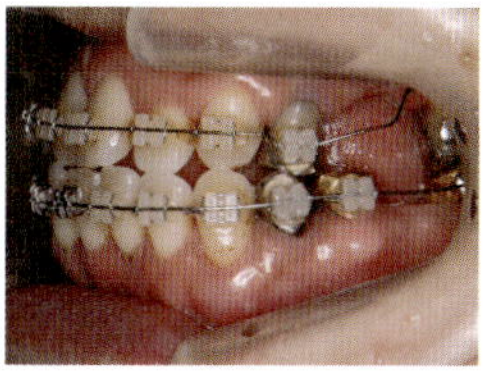

6カ月

左の歯の付け根にくさび型の欠損があります。これも歯に加わる力の大きさを示しています。

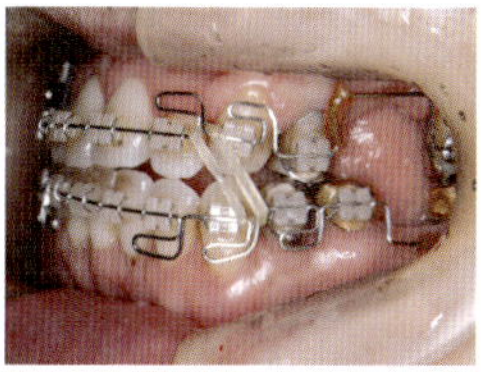

9カ月

0 カ月時点と比べて、すでに左側のかみ合わせの関係が改善していることがわかります。

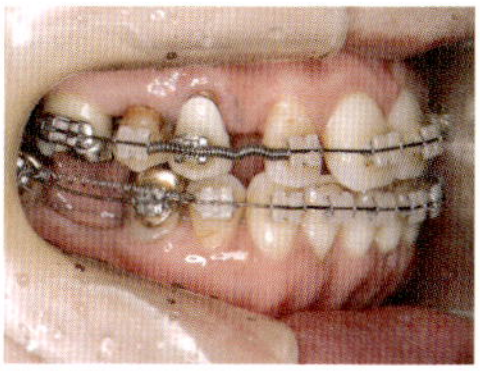

12カ月

側切歯と第一小臼歯の根の先に横たわっている右上の犬歯のかみ合わせも改善しています。

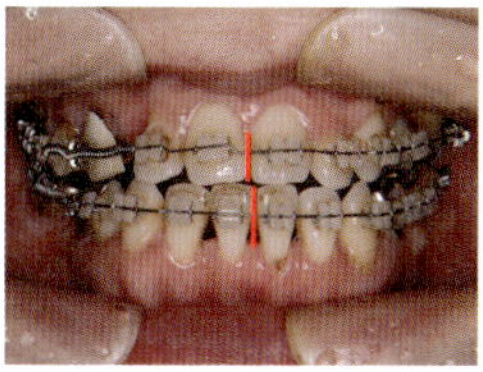

15カ月

正中のずれはもう少しで正しい位置まで戻ることが予測できる段階までに改善しました。

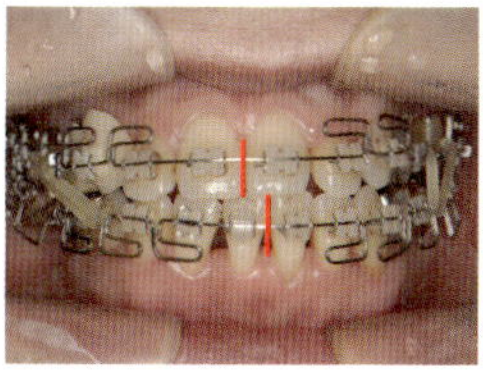

17カ月

左側の下あごを前に出し、右側を後ろに引くことで正中を合わせるアプローチをしました。

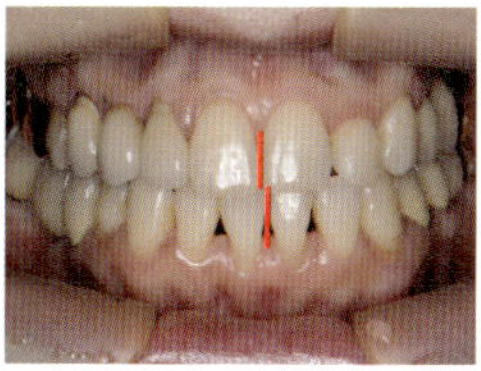

18カ月

かみ合わせが改善し、上下の正中もほぼ正しい位置に戻ってきたことがわかります。

矯正治療が終了~保定期間

一般的に、矯正治療後の約半年間は「保定装置」と呼ばれる、
取り外し式の後戻り防止装置を装着することになります。

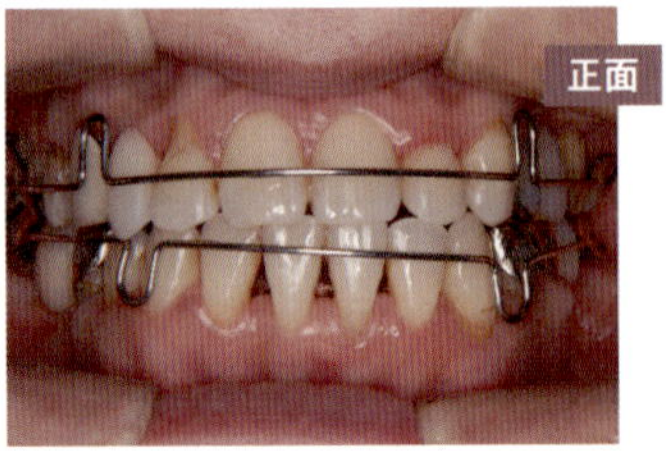

矯正装置を外した段階では正中が若干
ずれていますが補綴治療で補正します。

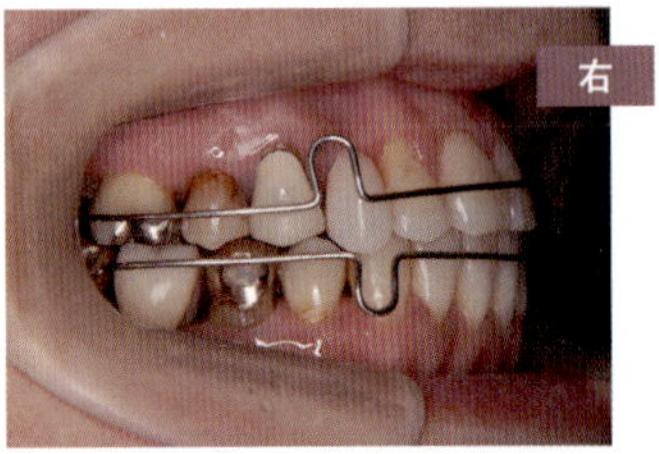

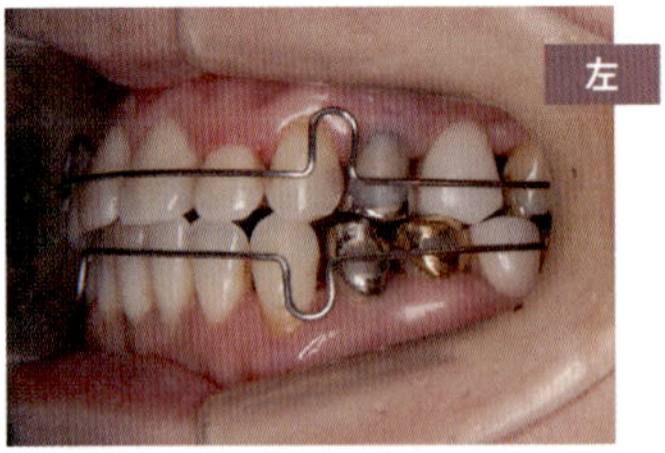

右側は元々なかった犬歯のスペースを確保し左側は反対咬合の関係が改善。左右共にかみ合わせの関係がⅠ級になり、補綴処置に入る準備が整いました。

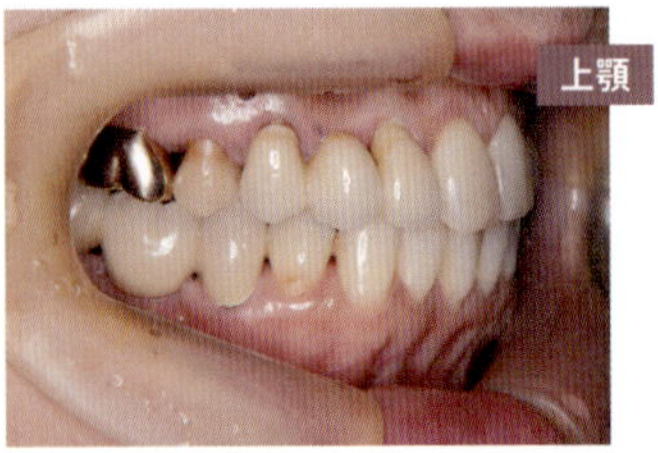

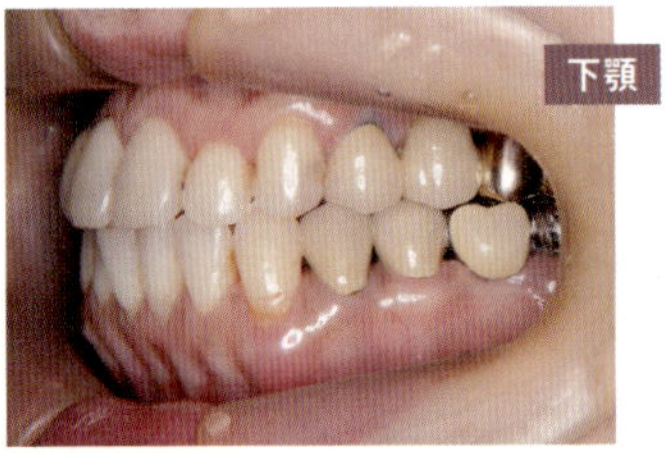

上顎は深いところに埋まっていた右側の３番のスペースを矯正で確保し、かみ合わせを治しました。下顎はブリッジを外して補綴治療が進められました。

治療前後の比較

約半年間の保定期間を利用して、むし歯の治療など
その後の治療の前準備を行います。そして治療が完了します。

BEFORE

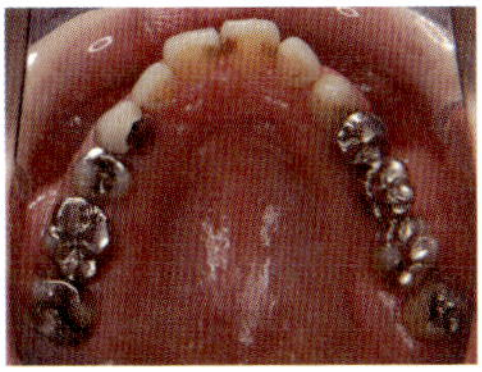

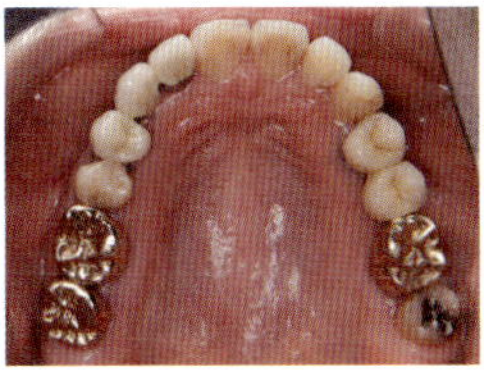

AFTER

1年7カ月の治療期間の後、半年間の保定期間と8カ月の補綴治療を経た2年11カ月後、すべての治療が終わりました。

BEFORE

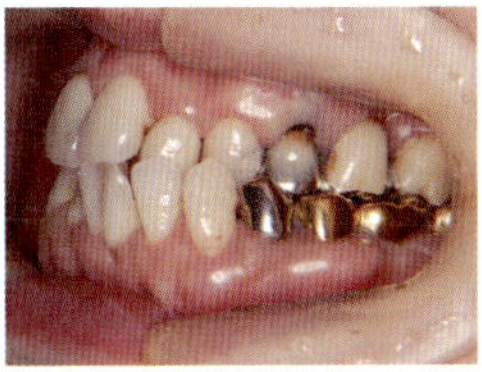

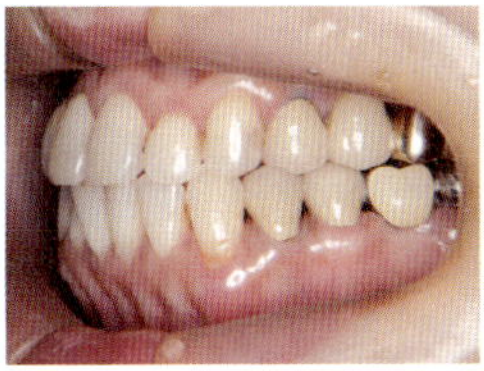

AFTER

治療後は、歯列の形態やかみ合わせが改善しているのがわかります。患者様も大変喜んでおられました。

BEFORE

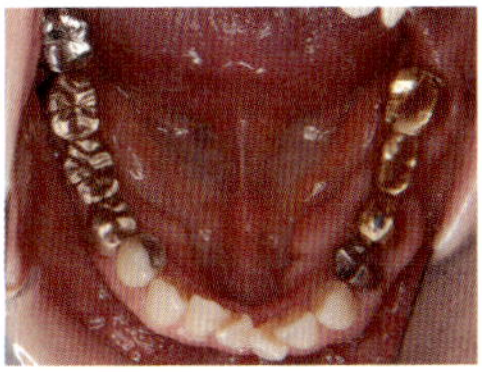

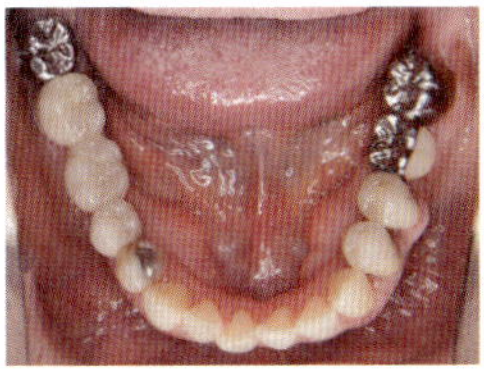

AFTER

治療前は、不適切な被せ物や欠損している歯があるなど、さまざまな問題があった下の歯も改善しています。

BEFORE

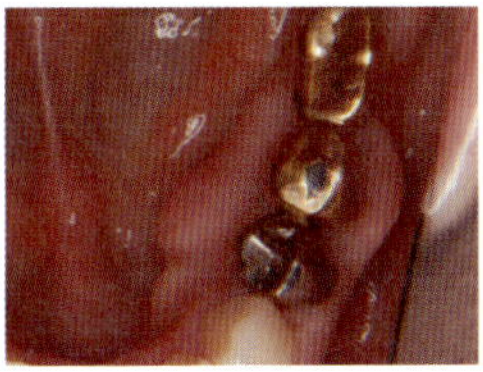

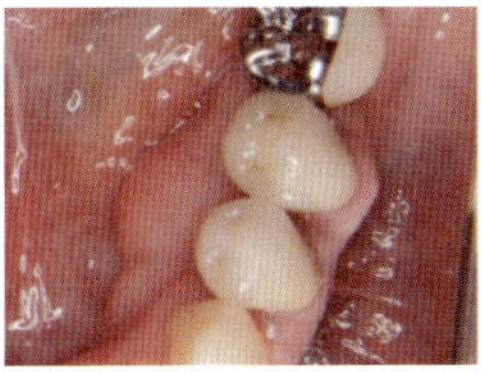

AFTER

治療前に見られた左下の外骨症（骨隆起）も、かみ合わせの改善により、かかる力が弱くなったため、改善しました。

CASE

02

前歯部の交叉咬合や反対咬合を予防する早期治療

- 初診時:9歳／女性
- 治療:矯正治療
- 治療時:10歳 オーバーレイ装置+上顎ワイヤー装置
- 保定:半年

小児の矯正治療は「最小限の治療を短期間」

「子どもの矯正治療をいつはじめるか？」については、さまざまな見解がありますが、私は「小学生の混合歯列（乳歯と永久歯が生え変わる時期）のうちに、乳歯を利用して治す」という方法をおすすめしています。

ただし、それには「下あごが出過ぎてしまいそうな状況や、歯がでこぼこになることを簡単な方法で回避できれば」という条件がつきます。

子どもの矯正治療では、成人と比べ、「最小限の治療を短期間」という負担が少ない形を心がけています。

初診時

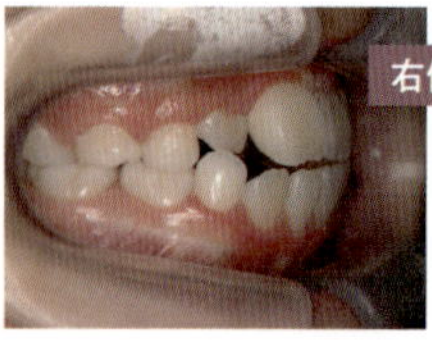

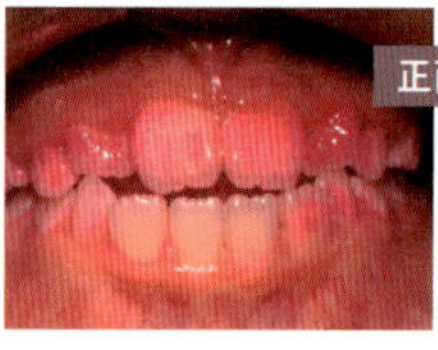

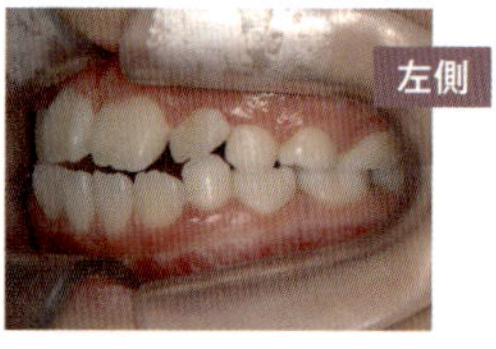

初診時は9歳。すでに側切歯は犬歯と反対咬合で、前歯も同じ状態になりそうだったケース。治療がスタートするまでの最初の1年は、「歯科治療に慣れる」「歯磨きが正しくできる」が目標でした。

初診から1年後に矯正治療を開始

側切歯の反対咬合が明らかになり、矯正治療を開始。
はじめは上顎の前歯4本にのみワイヤーと下顎に被せ物を装着しました。

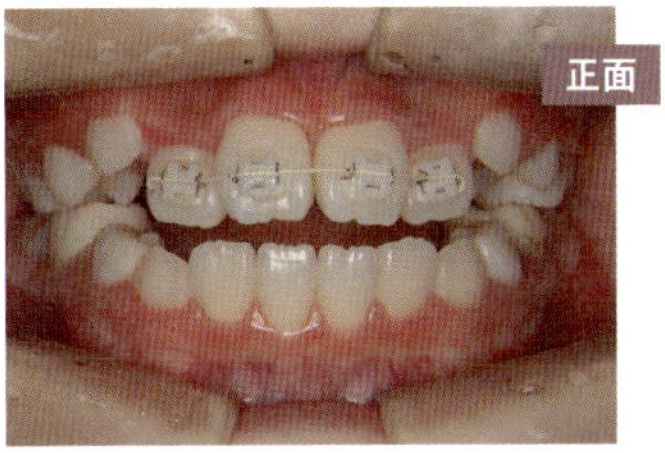

上顎の犬歯が側切歯よりも前に出ていたため、解消することが必要でした。

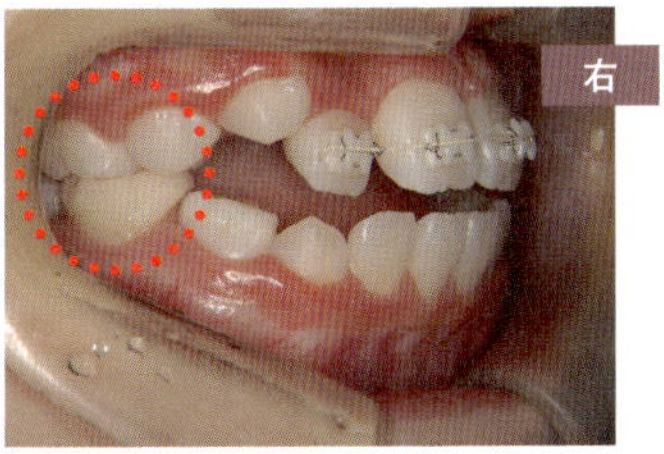

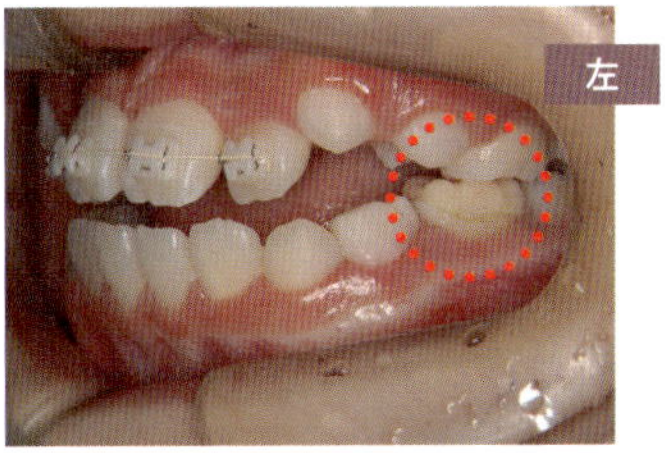

左右の写真からは上下のかみ合わせがClassIに近づいていることがわかります。◯印は「オーバーレイ」を装着した歯（第二乳臼歯：E)。

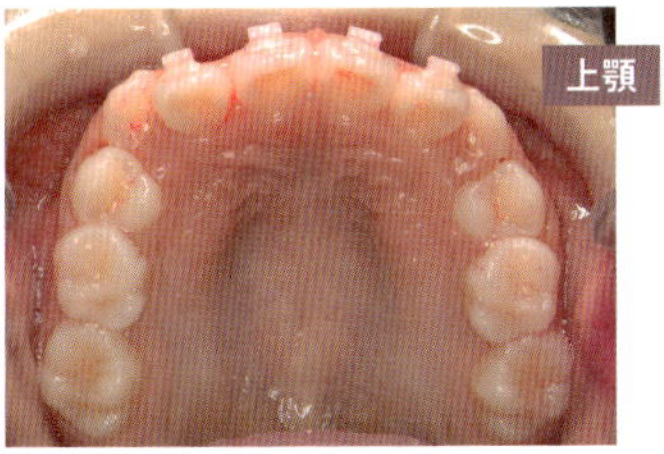

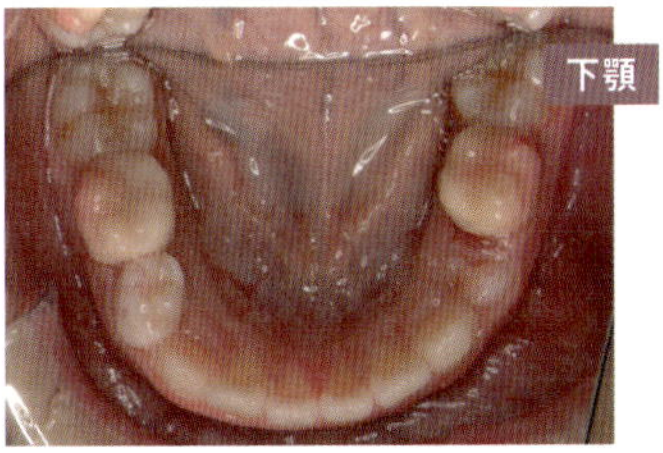

上顎は、前歯４本に装着したワイヤーで側切歯を前方に収めることを目指します。下顎は、残っている第二乳臼歯を利用し、前歯の反対咬合を防止します。

オーバーレイとワイヤーで矯正開始

第二乳歯臼歯に被せ物を装着し、下あごを正常な位置に誘導し、
かみ合わせを正常な状態に促すオーバーレイとワイヤーで治療します。

開始から半年後

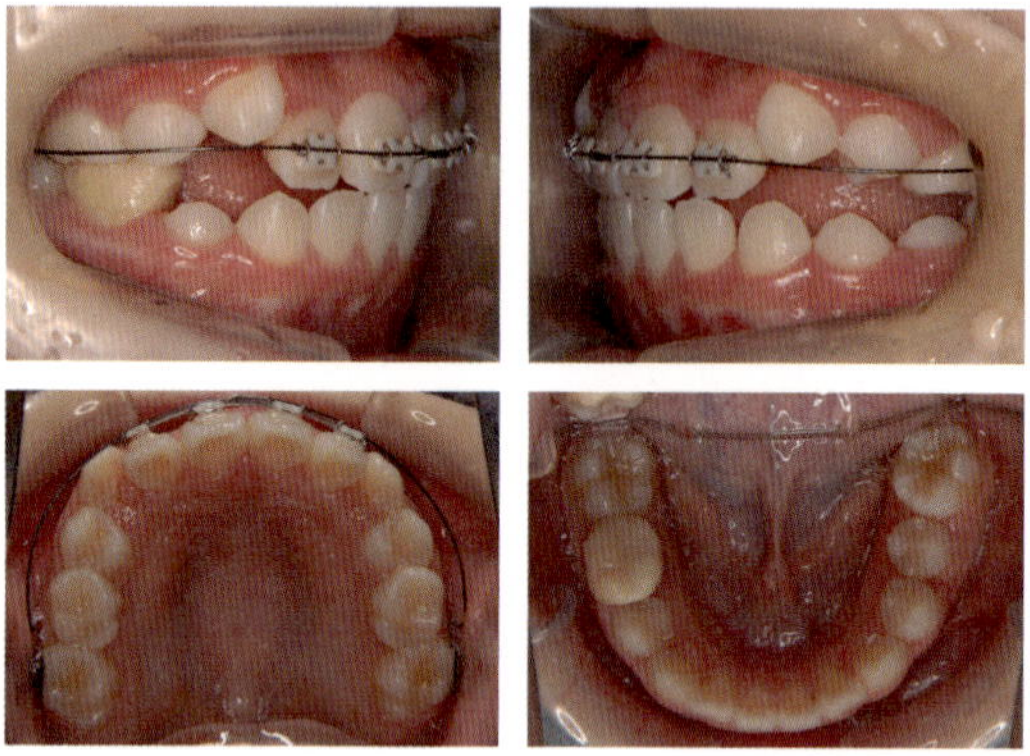

HALF A YEAR LATER

前歯の側切歯が前方に移動し、犬歯との関係性も改善。前歯４本をつないだワイヤーとは別に、第一大臼歯と４本の前歯をつなぐワイヤーも使用します。

さらに半年後

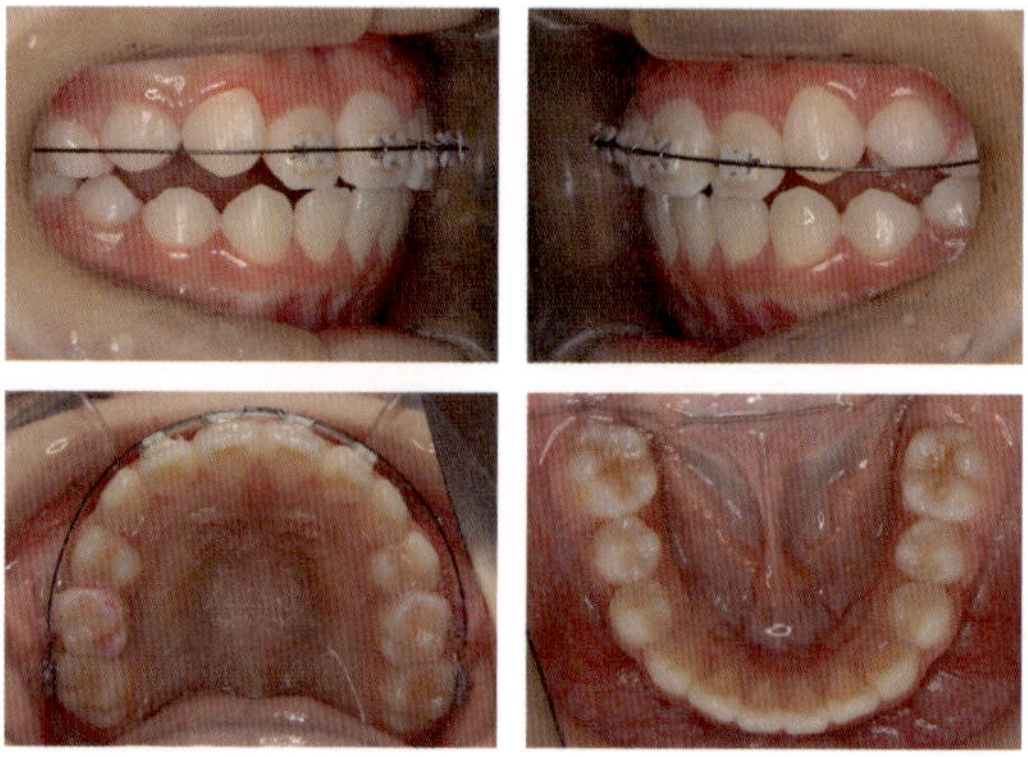

ANOTHER HALF A YEAR LATER

反対咬合の傾向は完全に解消され、上顎前歯６本の関係も正常になりました。また、上下のかみ合わせもClassIの関係が成立しています。

小児期の矯正の治療前後

放置していれば長期にわたる複雑な治療になるケースでも、
子どもの頃に治療をすることで成人矯正が最小限で済むこともあります。

BEFORE

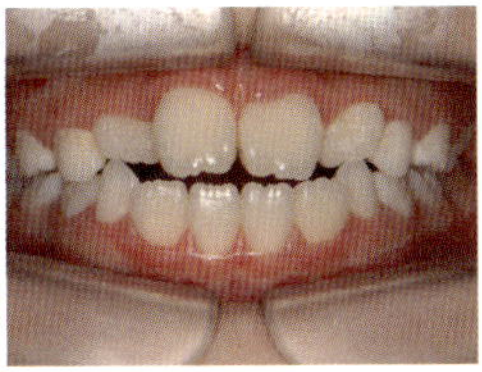

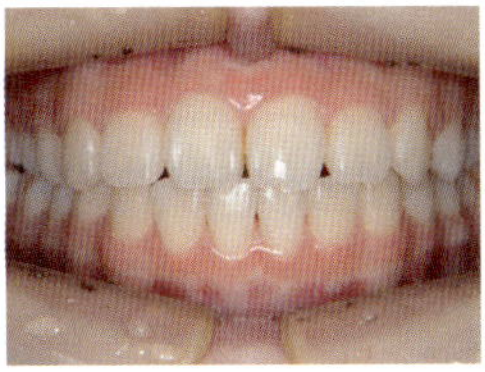

AFTER

初診は９歳、オーバーレイ装置と上顎ワイヤー装置による治療は 10 歳からスタートし、半年間の保定期間を経て５年２カ月後に治療が終了しました。

BEFORE

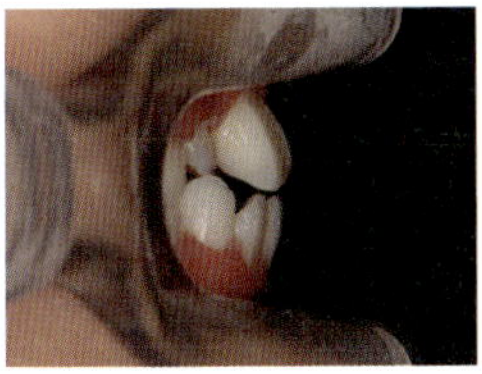

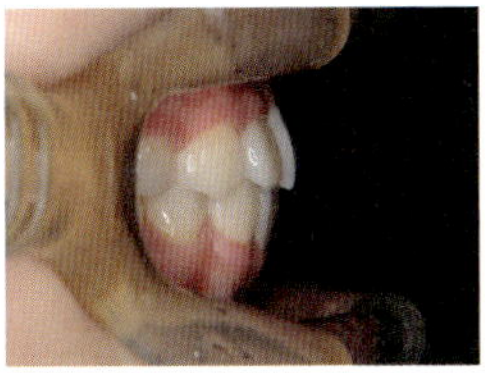

AFTER

治療前は前歯が反対咬合になりそうで、側切歯もすでに犬歯と反対咬合になっていました。治療後は、きれいなかみ合わせになっていることがわかります。

BEFORE

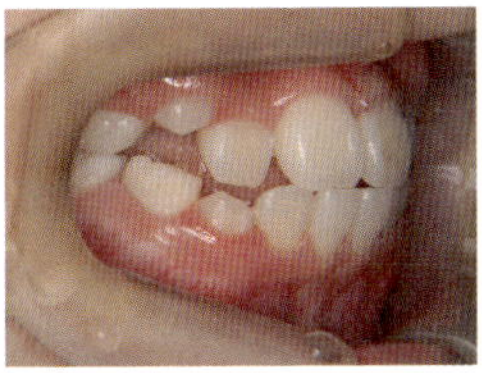

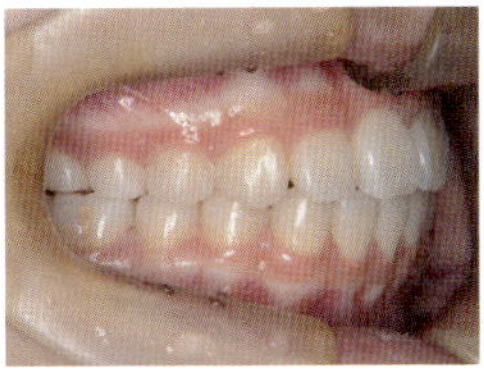

AFTER

右側から見たところの写真。反対咬合の関係を解消する、かみ合わせの高さを拳上する被せ物（オーバーレイ）を下あごの第二乳臼歯に装着し、治療を行いました。

BEFORE

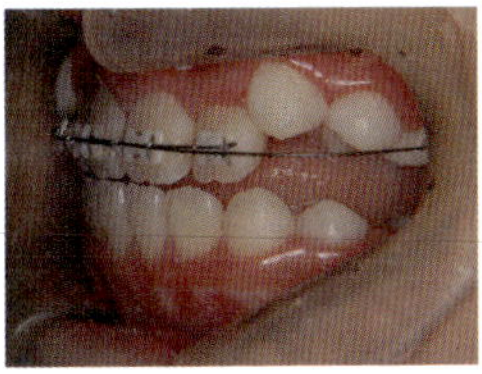

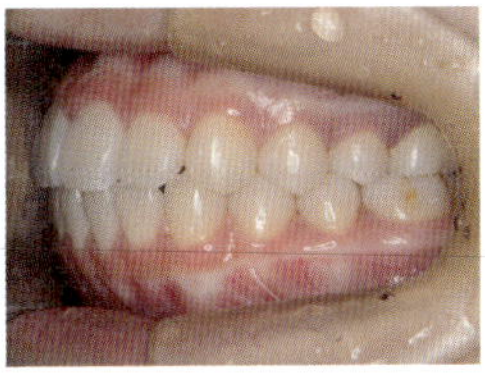

AFTER

上あごの４本の前歯にのみワイヤーを装着するなど、少数はに対する治療をするだけで重篤なかみ合わせの問題を防ぐことができ、きれいな大人のかみ合わせになりました。

CASE

03

過蓋咬合・下顎位後退・咬合平面の不調和

- 初診時:55歳／女性
- 治療:矯正+補綴治療
- 矯正治療期間:1年4ヶ月
- 保定:半年
- 補綴治療期間:1年

深いかみ合わせの問題も3年で改善

下の歯が見えないほど深いかみ合わせ（過《か》蓋《がい》咬《こう》合《ごう》）を持ち、歯の数も上下で異なるため、安定したかみ合わせをつくることが難しいケースでした。さらに「咬合平面が乱れている」「過蓋咬合にともない、下あごの位置が後退して安定したあごの動きができない」という状況でもありました。初診時は55歳の患者様でしたが、1年4カ月の矯正治療期間と半年間の保定期間を経たのち15年以上経過した現在も、歯を失うことなく快適に生活されています。

初診時

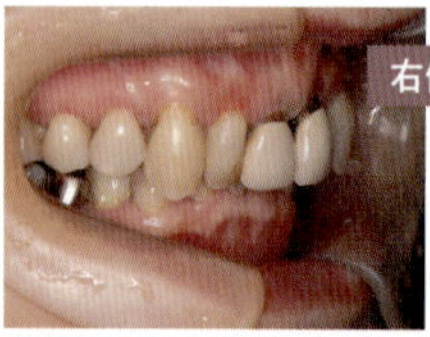

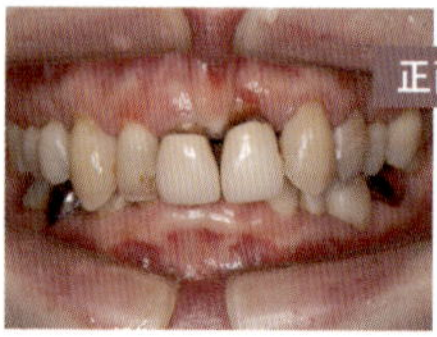

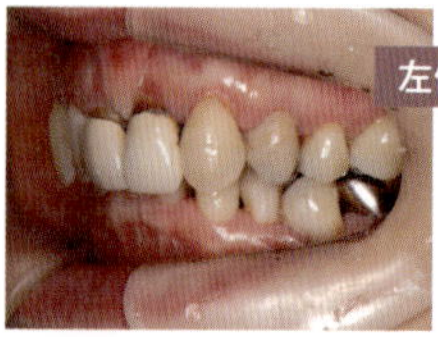

下の歯がほとんど見えない歯並びの状態になっている過蓋咬合は、かみ合わせが深い位置にあり、食いしばりが強いために顎関節症になりやすいかみ合わせともいわれています。

矯正＋補綴治療＆治療前後の比較

歯の数が上下不一致のケースでも、適切な治療と補綴的なアプローチで、
安定したかみ合わせとあごの動きをつくることができます。

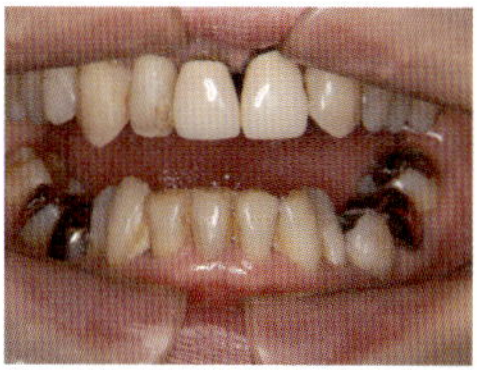

0カ月

過蓋咬合で食いしばりが強いとすり減りや割れ、欠けのリスクもあります。

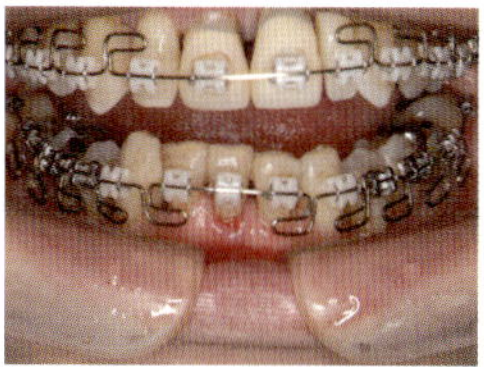

8カ月

矯正治療中。過蓋咬合の治療は将来的な奥歯やあごのリスクを軽減します。

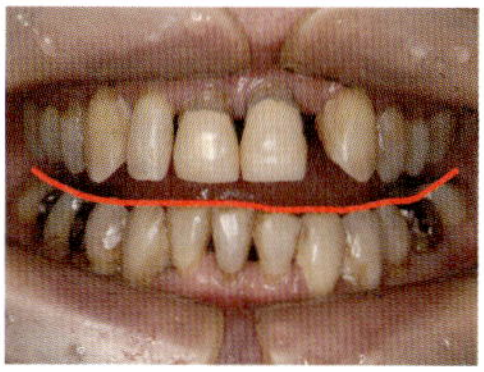

16カ月

補綴治療の前の矯正治療には、約1年4カ月ほどかかりました。

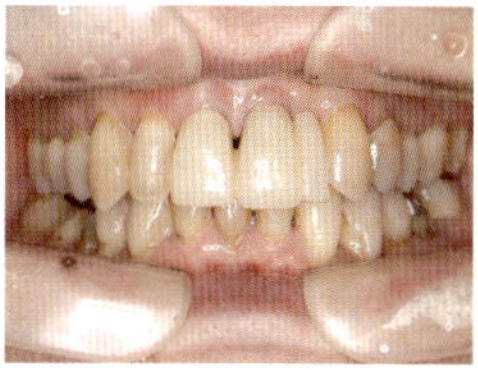

20カ月

治療開始から20カ月目で矯正が終わり、仮歯を入れることができました。

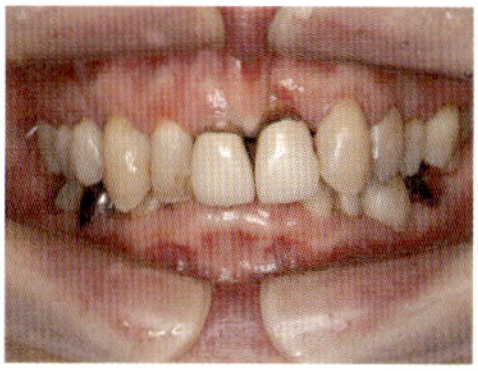

BEFORE

最終的な補綴装置の装着は34カ月目、約3年間の治療となったケースです。

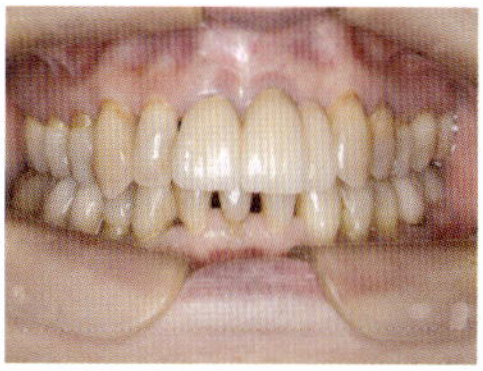

AFTER

深過ぎていたかみ合わせが改善され、下の歯も見えるようになりました。

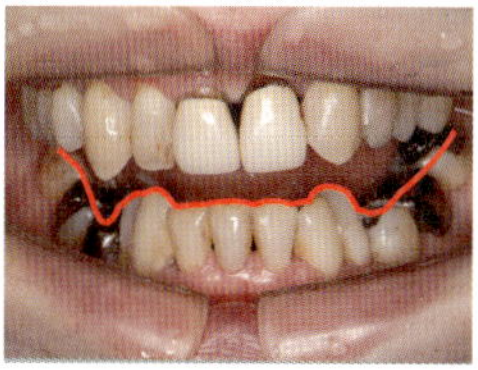

BEFORE

この写真から治療前は咬合平面がガタガタに乱れていることがわかります。

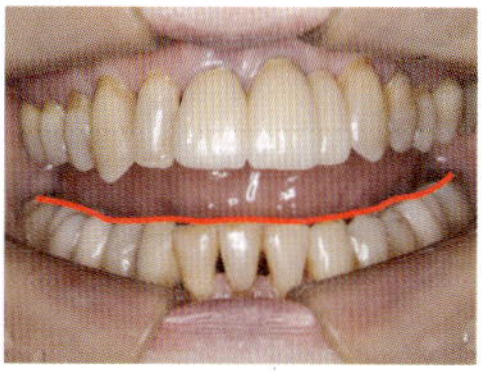

AFTER

約3年間の治療後は咬合平面の不調和もきれいに改善されました。

CASE

04

咬合違和感のケース

- 初診時:73歳／女性
- 治療:矯正(レベリングのみ)+インプラント補綴治療
- 矯正治療期間:下顎のみレベリング7ヶ月
- 保定:半年
- インプラント補綴治療期間:10ヶ月

年齢を気にせず矯正治療と補綴治療ができる

かみ合わせの違和感を訴え、数々の歯科医療機関を訪れていた患者様のケースです。健全なかみ合わせを再構築するためには、下顎前歯の叢生と１本突出していた中切歯を整えなければならない状況でした。

幸い、全身の健康状態も良好で、骨に関する問題もなかったので下顎のレベリングのみの矯正を７カ月間してから補綴治療に移っています。

補綴治療に関しては、インプラントガイドを使用して、安全にインプラント補綴を行うよう心がけました。

初診時

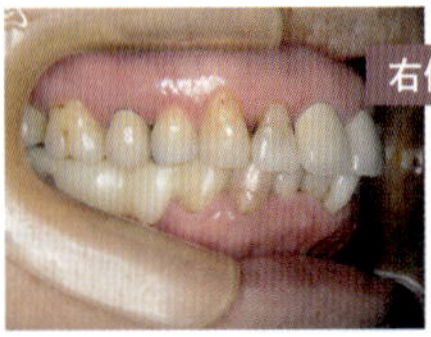

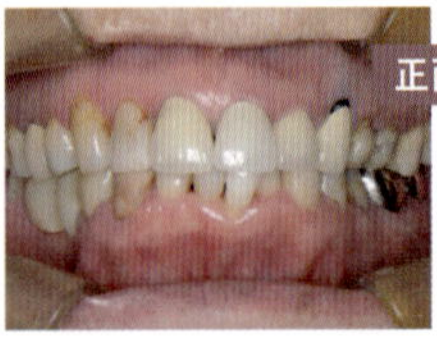

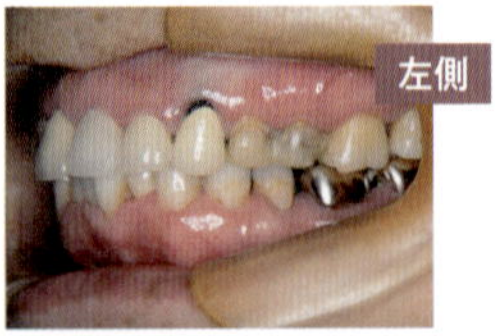

かみ合わせに違和感や不快感を抱き、あちこちの歯科医療機関で診てもらっていた73歳の患者様。骨に問題がなければ年齢を気にすることなく矯正治療や補綴治療は可能です。

矯正＋補綴治療＆治療前後の比較

でこぼこの歯の高さを揃える矯正の準備段階の「レベリング」と、
インプラント補綴治療で、かみ合わせの違和感を解消しました。

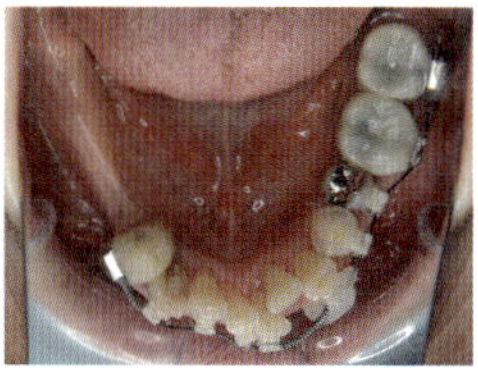

0カ月

下顎前歯の叢生と突出した中切歯を整えるところから治療はスタートします。

→

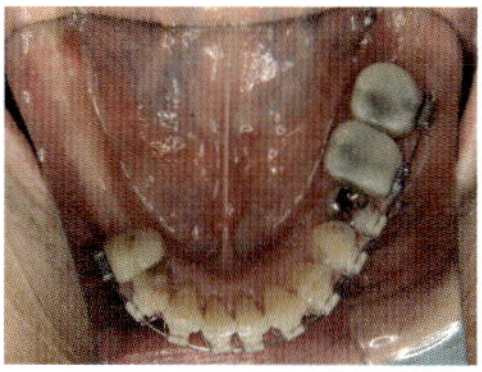

7ヶ月のレベリング

ブリッジを支えていた歯は保存できないために抜歯し、簡単な矯正をします。

↓

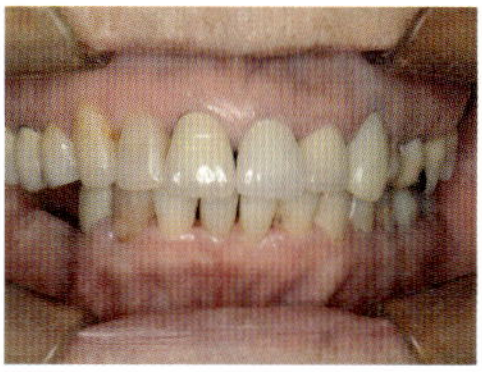

レベリング後

レベリングと呼ばれる簡単な矯正を下あごのみに7カ月間行いました。

←

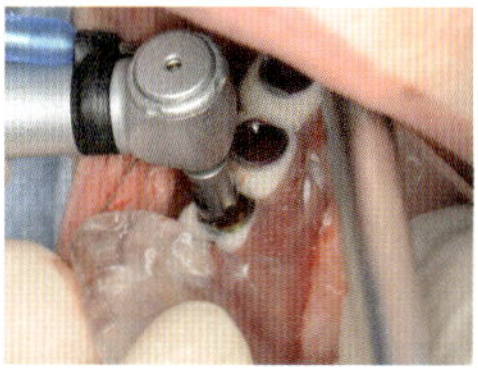

ガイドを使ったインプラント治療

より正しい位置に埋入する指標となるインプラントガイドを活用します。

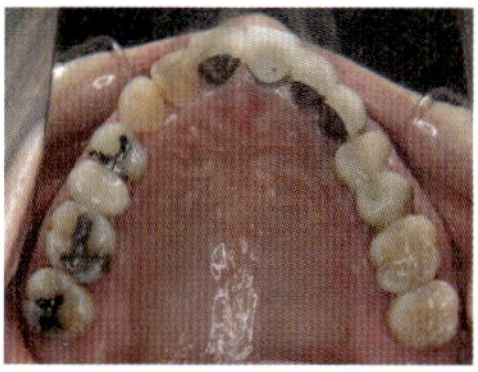

BEFORE

矯正治療は下あごのみ、上あごは大きな治療は必要ないと判断しました。

→

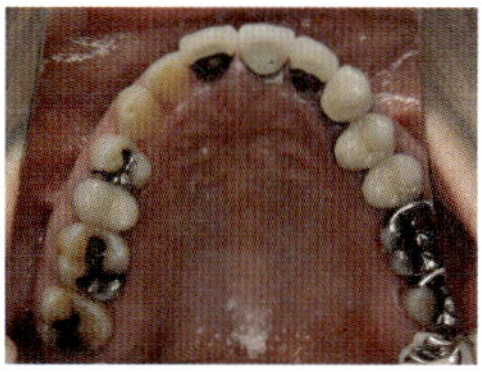

AFTER

矯正治療期間からインプラント補綴治療まで約23カ月を要しました。

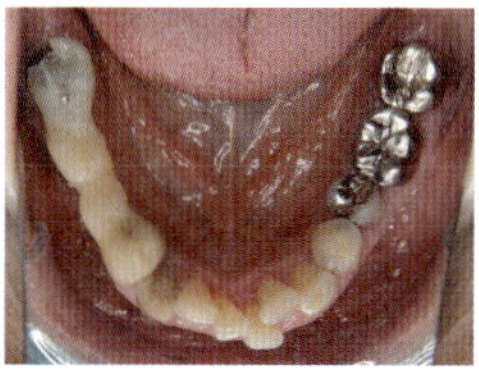

BEFORE

違和感のないかみ合わせをつくるには下あごの治療が必要だとわかります。

→

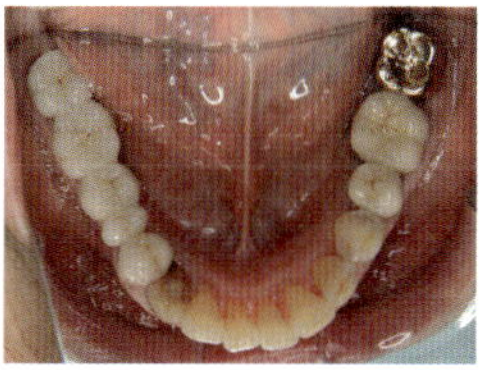

AFTER

歯並びを整えた後にインプラント補綴をして、かみ合わせが整いました。

CASE

05

顎関節症のケース

- 初診時:20歳／女性
- 治療:矯正治療
- 治療期間:1年10ヶ月
- 保定:半年
- 術後:15年経過後、顎関節症の再発なし

顎関節症の治療に矯正治療を応用

「口が開かない」「あごに激痛がある」という症状があって治療を試みたケースです。初診時には深いかみ合わせで、下あごが後退したことによる顎関節のつらい状況だと推察。診断するにも口を開けられないほどでした。スプリント（マウスピース）を作製し、痛みと口の開きを改善したのち矯正治療を開始、あごの機能の向上に努めた結果、治療後の顎機能の検査では極めて良好。その後の経過観察でも、顎関節症の再発はなく、快適なかみ合わせをつくることができました。

初診時

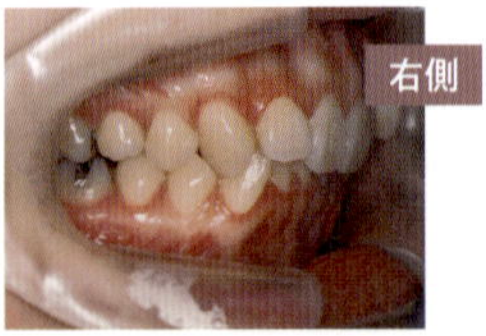

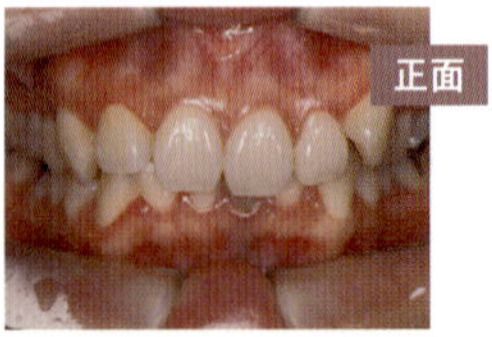

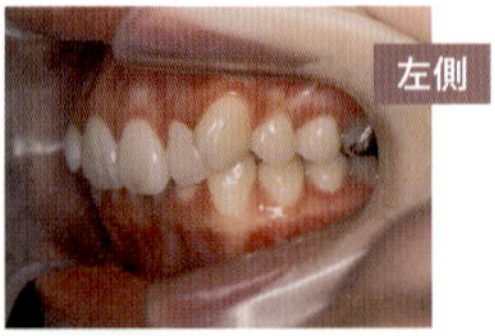

深いかみ合わせと、下あごの後退による顎関節症が引き起こす「口が開かない」「あごに痛みがある」といったさまざまなつらい症状を、矯正治療によって改善できたケースです。

下顎スプリント装着+矯正治療&治療前後の比較

上下の歯が直接かみ合わないように装着する
クッションのようなマウスピース型の「スプリント」を使って矯正治療を行いました。

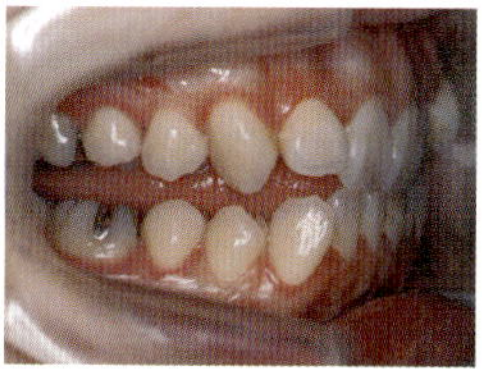

0カ月

スプリントの装着により、まずは開口ができる状態にしていきます。

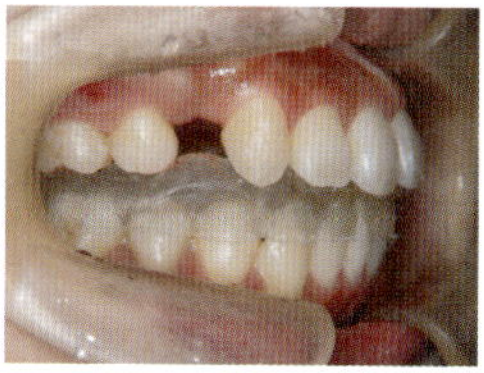

下顎につけるスプリント

マウスピース型のスプリントを下あごに装着（※写真は別の患者様のもの）。

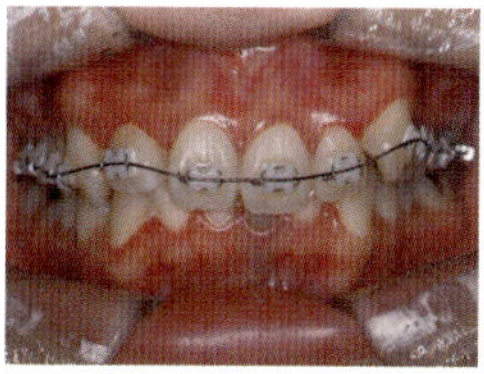

矯正開始

正常に口が開くような状態になった後、矯正治療を開始します。

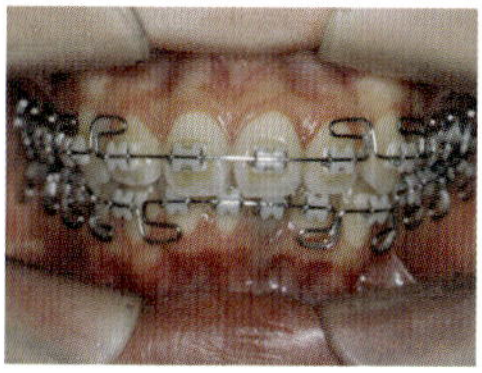

矯正終了前

深いかみ合わせもなくなりラクな場所で噛めるようになりました。

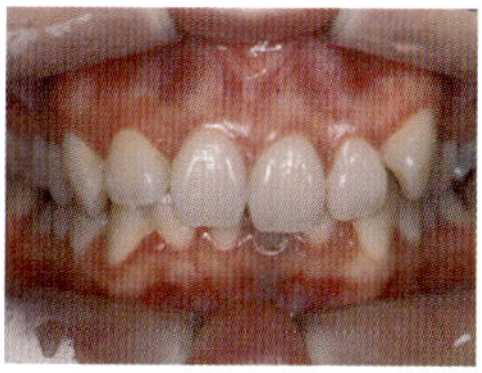

BEFORE

顎関節症を治療するために矯正治療をすることもあるというケースです。

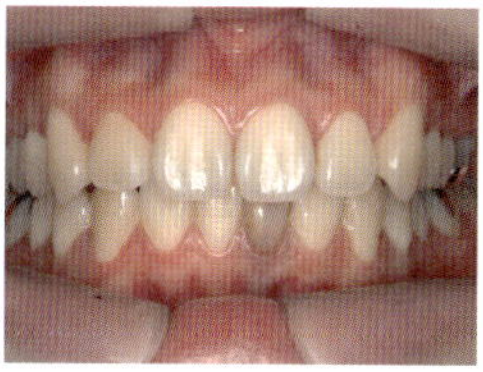

AFTER

治療開始から22カ月後の写真。術後15年、顎関節症の再発はありません。

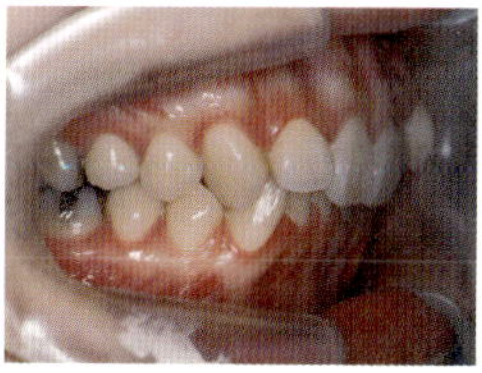

BEFORE

横から見ると、下あごが後ろに下がっていることがわかります。

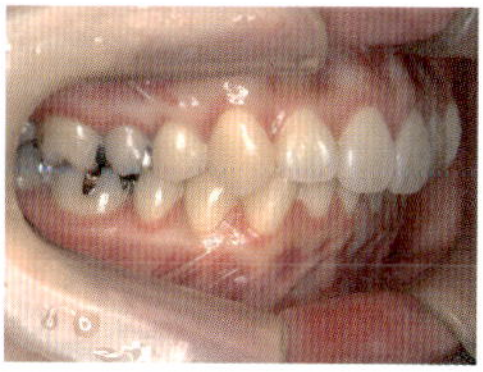

AFTER

内側に倒れていた前歯を起こすことで、快適なかみ合わせをつくりました。

CASE

06

小臼歯抜歯矯正後のリカバリー

- 初診時:30歳／女性
- 治療:矯正治療
- 治療期間:1年2ヵ月
- 保定:半年

あごの後退を治療し、顎関節症を改善

第一小臼歯を抜歯した状態で矯正治療を受けて、その後、顎関節症に悩んでいるケースです。私の診療室を訪れる患者様の中には、顎関節の不調を訴える方が少なくありません。こちらの患者様もそのひとり。

ただ、このような矯正治療の方法を否定するわけではないものの、第一小臼歯の抜歯は本当に必要だったのかどうか、疑問に感じることも事実です。かみ合わせを改善し、あごが後退しやすい環境を整えていくような矯正治療後の、リカバリーのための矯正治療を行いました。

初診時

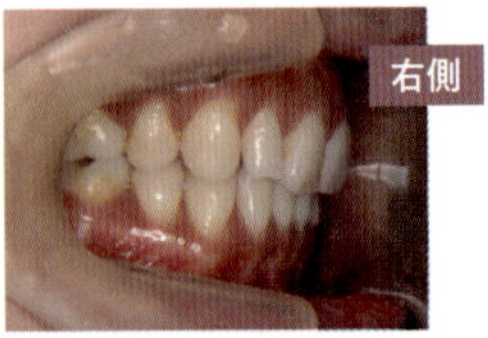

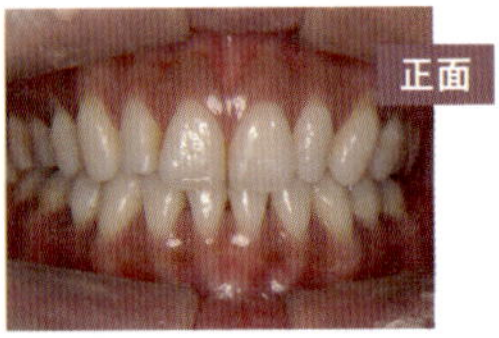

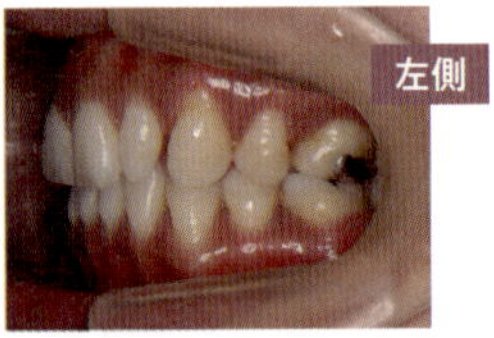

一見、何も問題がないように見えますが、矯正治療後の顎関節症に悩んでいるケースは少なくありません。この場合も、再び矯正治療をすることでかみ合わせを改善していきます。

治療前後の比較

矯正治療1年2カ月、保定期間半年間。矯正治療をはじめて14カ月後には
このように、あごの後退と顎関節症の症状が改善しました。

BEFORE

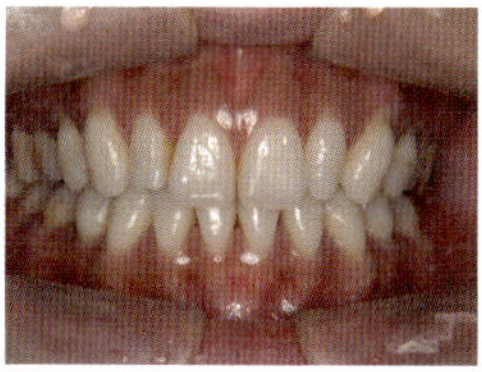

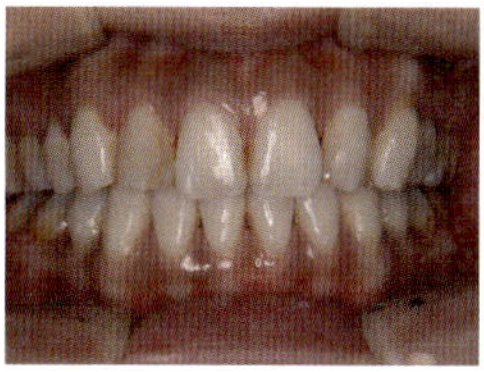

AFTER

第一小臼歯を抜歯した後に矯正治療を受けたものの、顎関節の不調が現れるケースもあります。この患者様のリカバリーのための矯正治療には1年2カ月かかりました。

BEFORE

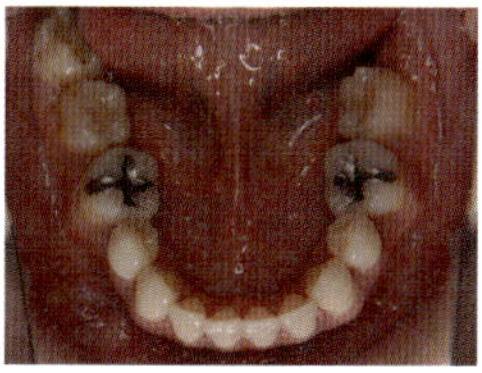

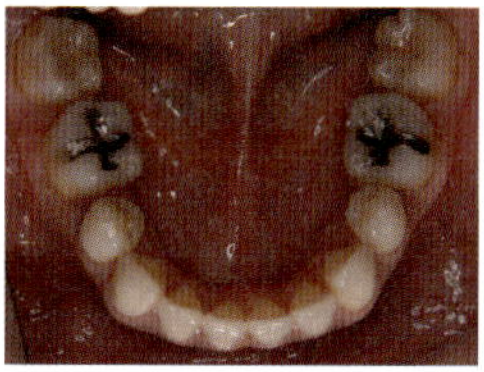

AFTER

このケースではとくに下顎臼歯が内側に倒れ込んでいてきちんと噛めておらず、あごが後退しやすい環境になっていることが多いのでその状況を解消していきます。

BEFORE

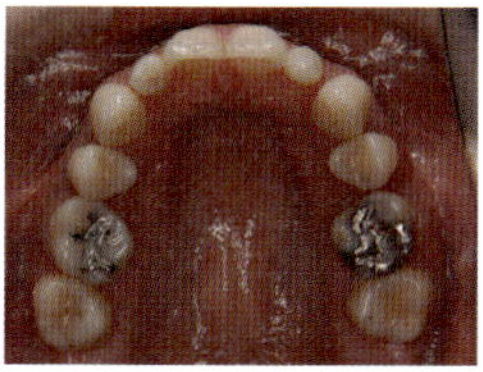

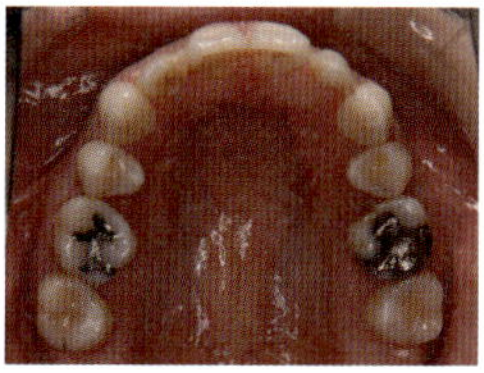

AFTER

治療前は上顎第二大臼歯の奥にスペースがあり、歯と歯の間にも隙間があることがわかります。治療後は上顎側切歯を本来の大きさに戻すような状態に改善できました。

BEFORE

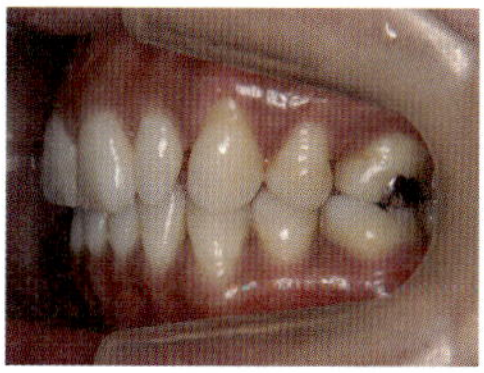

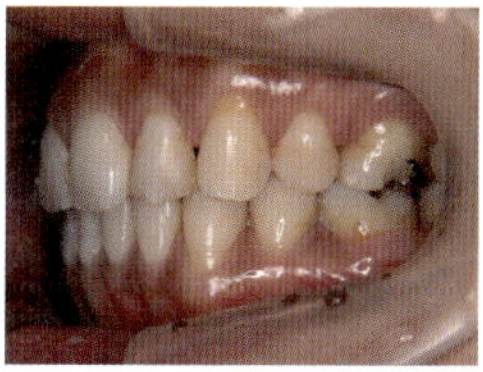

AFTER

治療前には内側に倒れていた下顎臼歯の位置を整え、下顎がより前方で噛めるようにかみ合わせを改善。十分なかみ合わせの高さ（咬合高径）を獲得するように治療しました。

CASE

07

開咬のケース

- 初診時:29歳／男性
- 治療:矯正治療
- 治療期間:23ヶ月

外科手術をせずにMEAWを用いて開咬を改善

開咬といわれる、奥歯を噛んでも上下の前歯はかみ合わず、口が開いているような状態の不正咬合のケースです。開咬の治療には、アメリカのタフツ大学のキム先生が1980年代に考案したMEAW(マルチループ)を利用した矯正方法が極めて有効です。

開咬の患者様の多くは外科矯正といって、骨を切る外科手術と矯正治療を組み合わせて行う方法が一般的ですが、MEAWを使った矯正方法であれば外科手術をせずに開咬を治療することが可能です。

初診時

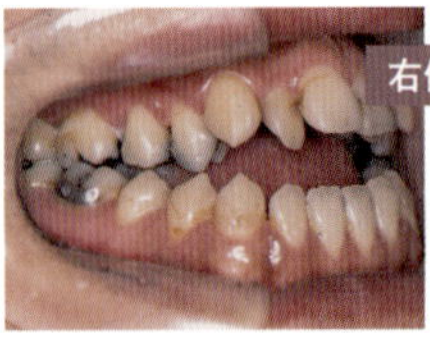

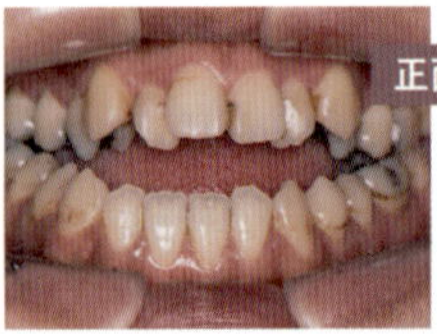

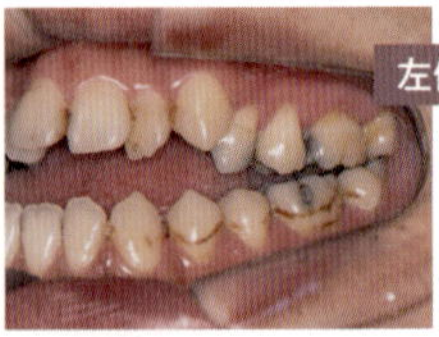

「これまでは麺類を噛み切ることもまったくできなかった」と話す開咬の患者様。外科手術に踏みきれない患者様が、MEAWを使った治療をする歯科医院に来院することも少なくありません。

矯正治療&治療前後の比較

MEAW（マルチループ）というループの付いたワイヤーをそれぞれの歯に用いて、三次元的に歯を動かしていく非抜歯治療で開咬を改善します。

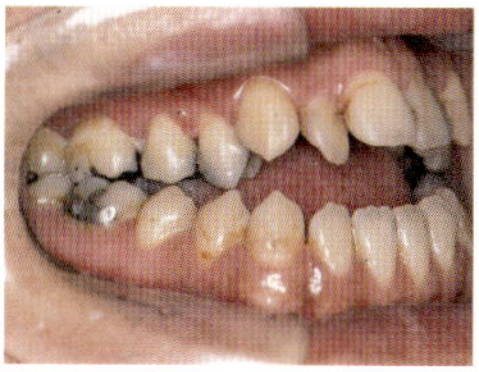

0カ月

治療前は奥歯のみで噛んでいて、前方の歯はまったく当たっていない状態。

→

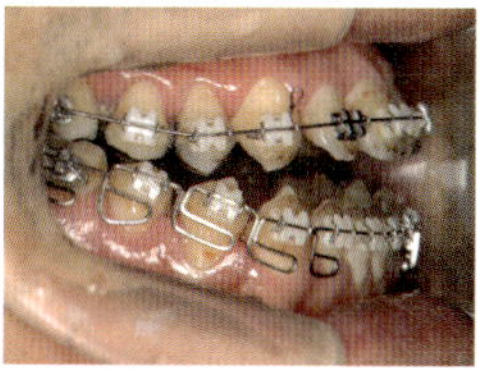

6カ月

MEAWを装着し、それぞれの歯に合わせてループを調整していきます。

↓

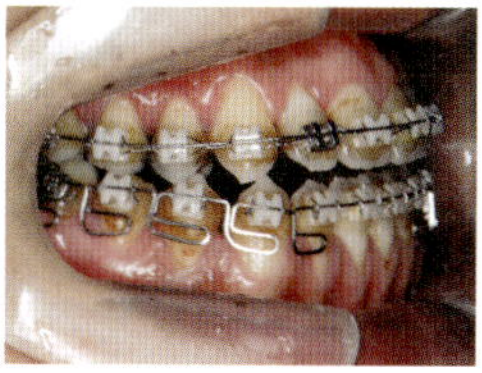

15カ月

MEAWを使った矯正治療後はかみ合わせだけでなく口唇の力も整います。

←

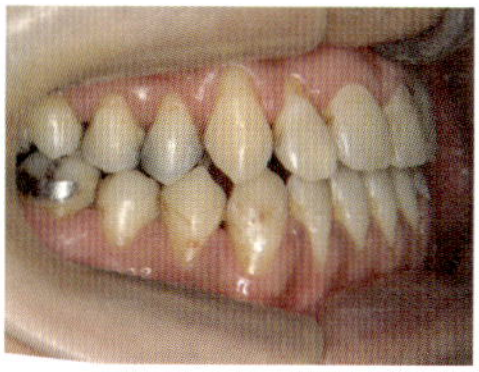

治療後

23カ月の治療期間を経て、かみ合わせと口唇の力が劇的に改善しました。

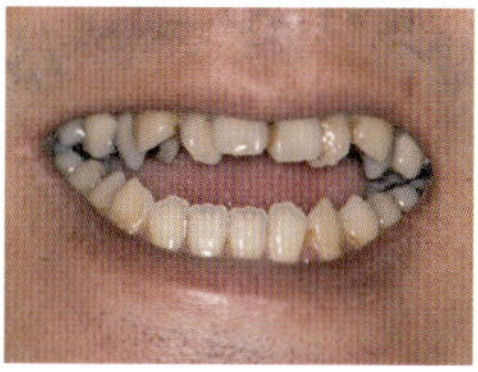

BEFORE

治療前のかみ合わせでは、食べ物の咀嚼も困難だったと推測できます。

→

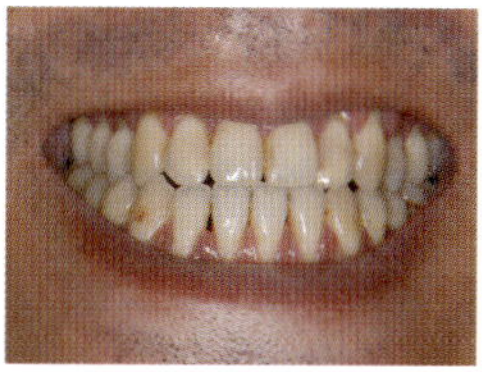

AFTER

治療後は「麺類が食べられるようになってうれしい」とおっしゃる患者様。

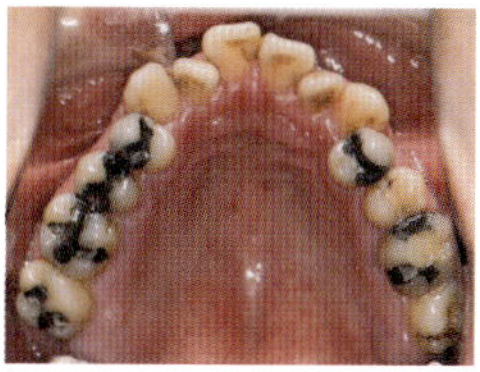

BEFORE

前歯を使わない開咬は、奥歯に過度な負担がかかるというデメリットも。

→

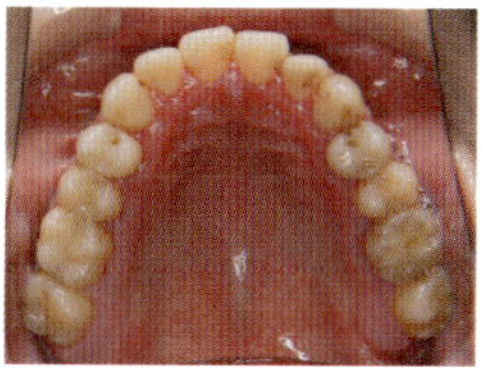

AFTER

MEAW矯正治療で、見た目の問題や食事のしづらさを改善できました。

CASE

08

小児の矯正治療 反対咬合
早期治療の必要性

- 初診時:3歳／女性
- 治療:矯正治療
  （オーバーレイ装置をつけて4年経過観察）

幼児期からの経過観察と最低限の咬合治療

初診時は3歳、ご家族がお子さんの反対咬合を気にして訪れたケースです。このような場合、いきなり矯正治療をすることはなく、まずは子どもが抱きがちな歯科医院への恐怖心を和らげ、通院に慣れるために、3カ月に一度来院してもらって歯磨きの練習をします。

その後、第一乳臼歯と第二乳臼歯の上に「オーバーレイ」と呼ばれる被せ物を装着して高さを足し、定期的に観察しながら下顎と永久歯を正しい位置に誘導する矯正治療をしました。

初診時

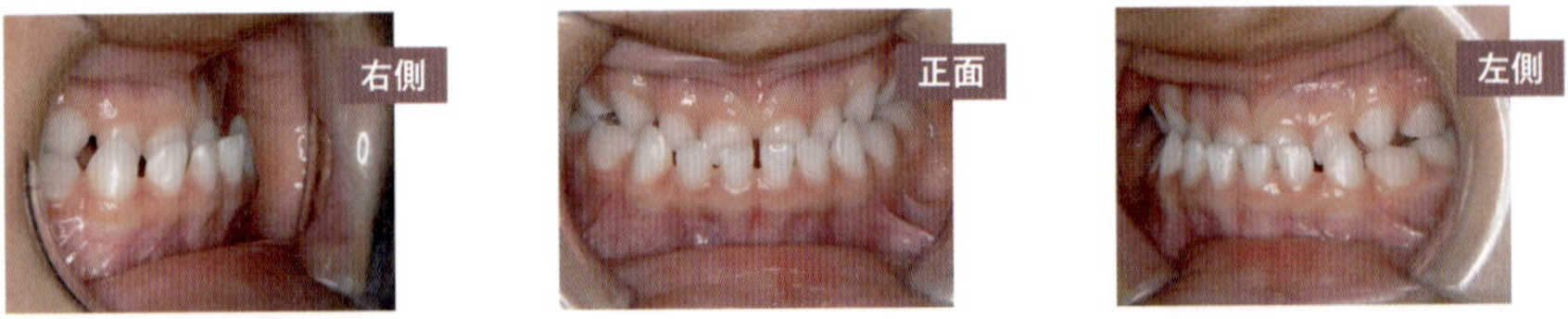

子どもの成長にともなって反対咬合が自然に治ることもありますが、このケースではそれに当てはまらなかったため、オーバーレイを用いた矯正治療をはじめることにしました。

初診から3年後に矯正治療を開始

大人の装置より負担がかからないオーバーレイという被せ物を用いて
かみ合わせや顎顔面の成長を適切に促していきます。

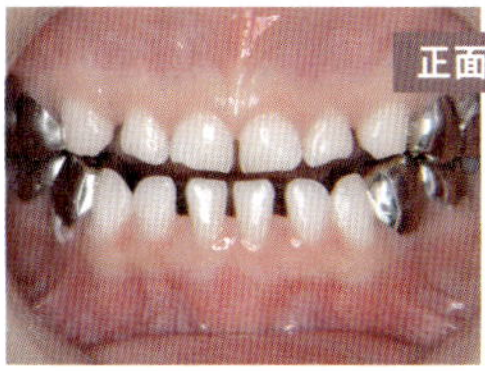

反対咬合だった上下の歯。奥歯にオーバーレイを装着します。

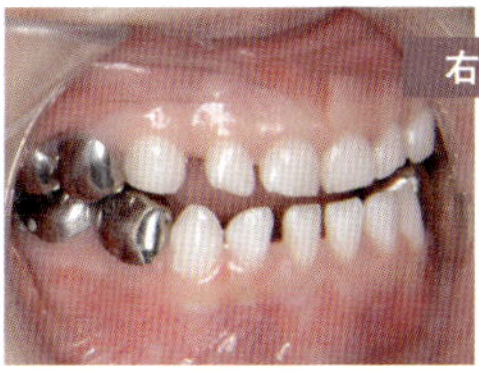

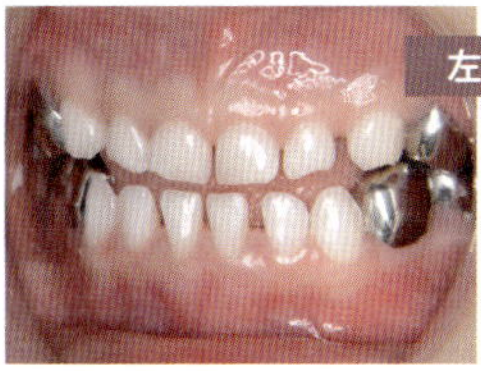

オーバーレイを装着して高さを足し、下顎が少し下がるように調整します。

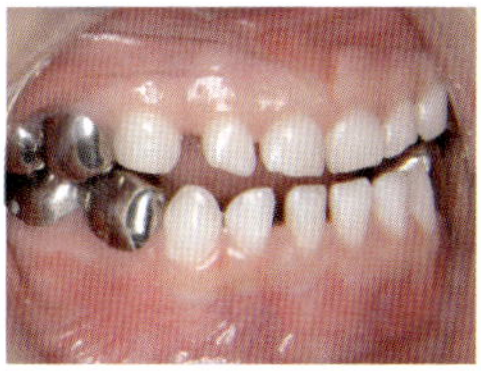

0カ月

成長とともに反対咬合が治らなかったので、矯正治療を開始しました。

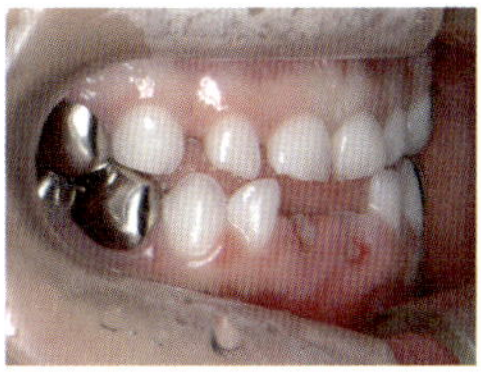

1カ月

オーバーレイを装着した後に、乳歯と永久歯が順次生え変わっていきました。

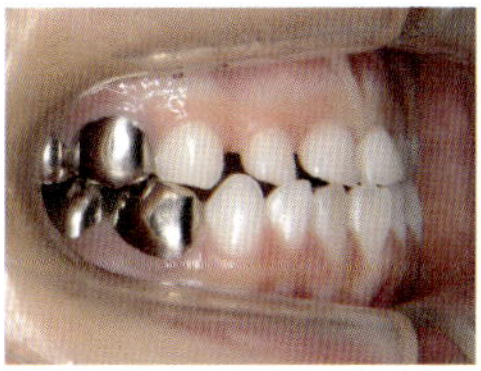

6カ月

オーバーレイは見た目の問題や取り外しの手間がなく負担の軽さも特徴です。

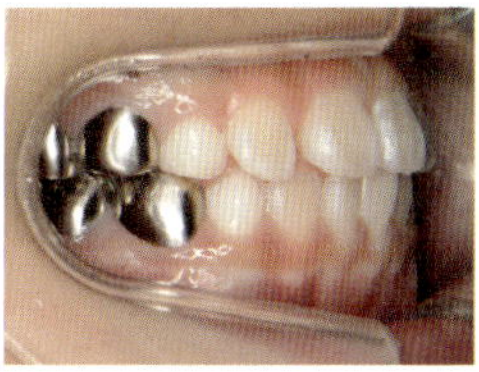

2年7カ月

オーバーレイをつけた乳歯も脱落しすべての歯列のかみ合わせが整いました。

COLUMN
05

歯の健康は寿命に直結！
歯科医を選ぶことは命を選ぶこと

私たちの歯は、「健康寿命」にも非常に深くかかわっているのを知っていますか？

たとえば、これまではタバコの煙などに含まれる有害物質を長期間吸入することで発症すると考えられていたCOPD（慢性閉塞性肺疾患）も、じつは歯周病と関係があるのではないかと指摘されています。

九州大学大学院歯学研究員口腔予防医学分野の山下喜久教授らは、呼吸機能検査による一秒量の急速低下（肺機能の低下を測定する指標。数値が高いほど肺機能が低下している）との関連を研究。その結果、歯周病の進行がもっとも軽度な集団に比べ、もっとも重度な集団は3年以内に一秒量の急速低下が起きる割合が1.4倍高く、歯周病が進行している人ほど呼吸機能の経年低下速度が急速化しやすいことがわかったといいます。これは、お口の健康管理が歯周病予防だけでなく、肺の健康を守るためにも重要になる可能性を示しています。

ほかにも歯周病の治療が糖尿病の改善に効果的であることや、歯の残存本数やかみ合わせが認知症に影響を及ぼしていることなども明らかにされているなど、歯の健康が寿命に直結している事例は増えています。

これからの時代、どの歯科医を選ぶかが、まさに死活問題といえるでしょう。

CHAPTER 5

SATOSHI AOKI
TOOTH CARE METHOD

かみ合わせ矯正 Q&A

\ 矯正に関する疑問にお答えします！ /

かみ合わせ矯正 Q&A

矯正治療について「ここが知りたい」「ここが不安」といった、
よくお寄せいただく患者様からの声をまとめてみました。

Q1 インプラントが入っています。それでも矯正は問題なくできますか？

ANSWER

可能なケースもあります。矯正治療は、骨の吸収と形成を繰り返し行うリモデリング機能を利用して、正しいかみ合わせになるよう「歯を動かす」治療です。一方、インプラントの歯は動くことがありません。なので、「矯正治療をしたいけれど、インプラントが入っているから無理だろうな」と諦めてしまうかもしれません。ですが、動かない歯を固定源として、ほかの歯を動かす治療法もありますので、総合歯科医に相談することをおすすめします。

Q2

現在、70歳です。今からでも矯正治療をはじめることは可能でしょうか?

ANSWER

骨の状態が良好であれば可能です。「矯正治療は若いときしかできないものと聞いています。大人になったらもう遅いのではないでしょうか」という質問を受けることがありますが、実際はそんなことはありません。Ｑ１でご説明した、骨の吸収と形成を繰り返し行うリモデリング機能は生涯ずっと続くものです。ですから、よほど骨の状態が悪くならない限り、何歳になっても問題はありません、矯正治療をはじめるのに手遅れはないのです。

Q3

今行っている矯正治療がうまくいっていません。途中で歯科医を変えても大丈夫?

ANSWER

歯科医を変えるのも選択肢のひとつです。

「治療の途中で歯科医を変えてもいいのでしょうか？」と困っている患者様が、私の歯科医院を訪れることがときどきあります。そんなときは、「歯科医を変える前提ではなく、ほかの歯科医師の意見を聞くことはいいことだと思います」とお答えしています。相談することで、新しくわかることや客観的に見ることができるようにもなるからです。その際、何か問題が見つかるようであれば、歯科医を変えることも選択肢のひとつだと思います。

Q4

矯正治療中は痛みがあると聞いています。どのくらいの痛みでしょうか？

ANSWER

調整後1～2日は痛い人が多いです。針金などの力を歯に加え、歯の位置を動かす矯正治療は、骨の一部を壊しながら新しい骨をつくるときに痛みを生じることが多いでしょう。一般的には、針金を入れたり調整したりした日の晩から1～2日の間は痛みが生じるようです。その後は、痛みはありません。ですが、そもそも痛みというものは個人差が大きいもの。あらかじめ同じように痛みの説明をしても、「痛かった」という人もいれば「まったく痛くなかった」という人もいます。

Q5

矯正治療後、せっかく整った歯のかみ合わせが元に戻ることはありますか？

ANSWER

完全に元に戻ることはありません。針金を外した後には「保定装置」や「ポジショナー」と呼ばれる取り外し式の装置を一定期間入れます。その装置を指示通りに使えば多くの場合、後戻りはしません。ですが「装置を使わなかった」「噛む力が強い」「ずれたところが噛みやすい」などの問題があるときには、後戻りしやすいでしょう。とはいえ、若干の後戻りはあっても、完全に元に戻るレベルの後戻りはありません。

Q6

矯正治療ができないケースはありますか？歯の神経がなくても矯正できますか？

ANSWER

矯正治療できないケースはほぼありません。基本的に、矯正治療ができないケースはありません。歯の神経がない場合でも矯正治療は可能です。ただ、重度の歯周病を患っていたり、多数の歯が欠損したりしている場合、そもそも矯正には向いていないと思われます。また、かつて歯を打ち付けた経験があって、歯と骨が癒着しているようなケースでは、その癒着している歯だけが動かないということもありえますので、治療をスタートする前に歯科医師との相談が必要です。

Q7

子どもの頃に矯正治療をしたら大人になってからふたたび矯正する必要はない？

ANSWER

「仕上げ矯正」が必要なこともあります。矯正治療をした時期にもよりますが、多くの場合、矯正治療後に子どもは背が伸び、環境も変わります。そのため、ときには大人になってからの仕上げの矯正治療が必要になるケースもあります。ただ、子どもの頃の矯正治療がうまくいき、安定したⅠ級関係の、顎関節に優しいかみ合わせをつくることができていれば、大人になってからの「仕上げ矯正」の治療期間は短くて済むことも多いでしょう。

Q8

治療期間や治療費用の目安を具体的に教えてください。

ANSWER

患者様の状況によってバラつきがあります。患者様の状況によって異なりますが、多くの場合、治療期間は早ければ1年、通常は1年半から2年です。被せ物のやり直しがある場合、矯正後の半年ほど待ってから治療をはじめるので、矯正期間と合わせて3年くらいかかることもあります。費用は、診査診断が12万円、矯正治療が１２０万円、治療後の保定装置一式で20万円、が基本です。別途、来院ごとに5千円かかります（２０２５年2月現在）。

※表示価格はすべて税抜き価格です

Q9

矯正治療をする際に、健康保険を使うことはできますか？

ANSWER

基本的に、矯正治療は自費診療です。矯正治療は顎機能を診断してから治療を行うなど、治療のステップが複雑です。そのため、保険を使える範囲内で治療を行うことができません。したがって、基本的には矯正治療は自費診療になります。もともと矯正治療によって「機能障害を治す」という意識がなかったため、保険適用になっていないのではないかと考えられているようです。ただ、外科を含めた治療を行う場合には、その一部に保険が使えることもあります。

Q10

矯正治療を考えています。治療の流れを簡単に教えてください。

ANSWER

基本的には、以下の６ステップです。私の診療所の場合、基本的には以下のような流れで矯正治療を進めます。「1. 術前の処置（虫歯など治療）」→「2. 抜歯・歯石の除去等（歯のクリーニング）」→「3. 症状に合わせた治療法の選択」→「4. 最終補綴（ブリッジ・入れ歯・差し歯等）」→「5. 経過観察」→「6. 再評価」。矯正治療の目的は、歯並びを整えるだけではありません。治療が終わった後に快適な食生活や、つらいあごの痛みが起きないように治療を進めていきます。

Q11

矯正治療をする際、歯を抜くことは避けられないことでしょうか？

「非抜歯・非外科」も可能です。私の診療所では、「非抜歯・非外科」が基本。できる限り、小臼歯の抜歯や大がかりな手術は避けたいと考えています。ただ、必要と診断されれば大学病院との連携で治療を進めます。

Q12

子どもの矯正治療は何歳頃からできますか？

かみ合わせのタイプによります。かみ合わせのタイプにもよりますが、私の診療所では3歳頃から診察、経過観察を続けていき、6歳頃から治療に入るケースが多いです。

総合歯科医

青木 聡　SATOSHI AOKI

青木歯科院長

昭和 35 年、東京都港区芝生まれ。昭和 61 年に東京歯科大学卒業後、大学院に進み、恩師・石川達也教授指導の下で平成 2 年、歯科博士の学位受領。その後、保存科の助手、講師として勤務。保存的なテーマ（虫歯、歯周病）のみならず、当時、日本全身咬合学会を立ち上げた石川教授と共にかみ合わせの治療に取り組むと同時に、寿谷一先生に指導を受けながら、咬合、顎機能診断、矯正治療の研鑽を積んだ。咬合、顎機能、矯正の道をさらに追求するために、平成 11 年、東京歯科大学を退職して神奈川歯科大学矯正科・佐藤貞雄教授に師事。2 年間在籍し指導を受けた後、現在も共同研究を継続中。

平成 13 年、東京歯科大学水道橋病院総合歯科・講師として再度母校に戻り、4 年間在籍し、これまでに修得した「総合歯科」治療を実践した。平成 17 年、東京歯科大学を退職し、26 年間に及んだ大学生活を終えて、東京都千代田区御茶ノ水駅前に青木総合歯科を開院した。その後、初台に移転（青木歯科）。同時にオーストリア・ウィーンにおける卒業研修コースにインストラクターとして参加し、その際にルドルフ・スラビチェック教授の指導を受ける。のちにサンフランシスコ（IDEA）や北京などのコースでも指導にあたった。また、健康な歯とかみ合わせについての啓蒙活動も続け、「ためしてガッテン」「解体新ショー」（NHK）、「たけしの本当は怖い家庭の医学」（テレビ朝日）、「モーニングバード！」（テレビ朝日）、「とくダネ！」（フジテレビ）、「ソレダメ」（テレビ東京）などテレビ出演も多数。

歯科治療の正解がわかる

かみ合わせで歯の悩みはなくなります

2025年4月29日　初版第1刷発行

著者	青木 聡
編集人	山﨑 薫
発行人	安達智晃
発行	アンノーンブックス（アンノーン株式会社） 〒150-0043 東京都渋谷区道玄坂1-12-1 電話:03-6768-8229　FAX:03-6784-9729 Mail:info@unknownbooks.co,jp URL:https://unknownbooks.co.jp
発売	サンクチュアリ出版 〒113-0023 東京都文京区向丘2-14-9 電話:03-5834-2507　FAX:03-5834-2508

ブックデザイン	江原レン　米田 愛 （mashroom design）
編集協力	山口佐知子
印刷／製本	株式会社 光邦

ISBN978-4-8014-8057-5